JN125828

食事でムセる
かみ切れない
口臭が気になる
人のための

口の強化書

歯学博士 照山裕子 著
医師 來村昌紀 監修

アスコム

はじめに

かた焼きせんべい
ステーキなどの肉料理
リンゴ
ナッツ類
ごぼうなどの繊維質の野菜
気づけば最近、こういった食べ物を避けている。

そんなことはないでしょうか?

食事中によくムセる
食欲がわかない
食べているとなんだか疲れる
胃もたれする
口が乾く
滑舌が悪くなった

そんなことはないでしょうか?

それらはすべて、口が老化している兆候です。

「口の老化」は気づきにくく、
体重や血糖値や血圧の数値は気にしているのに、
「口の老化」の指標となる「噛《か》む力」は
気軽に測れないこともあって、
ほとんどの人は数値を知らないと思います。
食べたり、しゃべったりと口をいつも使っているのに、
あまり重要視されていません。

ですが、
口、そして「噛む力」は
生きる上でとにかく大切です。
なぜなら、
生きるために必要な栄養は
口から入ってくるからです。

食べ物は口で咀嚼《そしゃく》し、飲み込み、体内へと入っていきます。
もし、咀嚼の力が弱かったら……。
もしくは、
「噛む力」に自信がなく食べられないものが増えていったら……。
確実に栄養が摂れなくなり、
気づけば体に大きな影響を与えていることもあります。
実際に多くの研究者が、
「すべての老いは口からはじまる」と警鐘《けいしょう》を鳴らしています。

「1日8000歩、歩きましょう」といわれて
日々散歩をしたり、筋肉の衰えが気になって
トレーニングをしたりしている人は多いと思います。
一方で、口もどんどん衰えてきているのに、

口のトレーニングをする人は多くありません。
とても大切な部分なのに、
放置したまま。

それで健康になれるはずはありませんよね。

「口の老化」や「噛む力」というと、
高齢者だけの話題と思われがちですが、
じつはそんなことはありません。
かたいものが食べられないという若い人たちにも数多く出会います。
口腔《こうくう》機能（噛むなど、栄養を摂るのに必要な口の機能）の
低下による問題を国もなんとかしようと、いまでは、
加齢などで機能が低下した50歳以上の人や
十分に発達していない18歳未満の人の
検査・指導が保険適用されています。

では、19歳～49歳の人たちは大丈夫かといえばそうではありません。
「噛む力」は急激に衰えるわけではなく、
加齢とともに徐々に衰えていくからです。
その間のある意味「放置されている人たち」の口も
衰えていることは想像に難くありません。
知らないうちに取り返しがつかないことになっている
可能性も十分に考えられます。
症状がわかりにくく、
「沈黙の臓器」といわれている腎臓《じんぞう》や膵臓《すいぞう》と同じです。

だからこそ、すでに食べにくさを感じている人、
歯や歯ぐきに不安がある人はもちろんのこと、
多くの人に口、そして「噛む力」というものに注目してほしい。
そんな思いを込めて、この本を書きました。
ふだん鍛えていないぶん、
しっかりと鍛えると効果は出てきます。
そこで、できるだけ簡単に、
なにより楽しく続けられる口を鍛える方法を紹介します。

その方法は、口だけでなく、
心を整えることにも効果が期待できる体操です。
緊張する場面やストレスがたまっているときにも
ぜひ試してほしいものです。
本書の内容が、長い人生を健康に幸せに過ごすことに
少しでも寄与できたら幸いです。

歯学博士　照山裕子

目次

第2章

「かみかみリズム体操」で衰えた口がよみがえる

第3章 「かみかみリズム体操」と「毒出しうがい」のやり方

第4章 「かみかみリズム体操」で心を整える

第5章

口が強くなれば、ここまで健康になれる

第1章

口の衰えが老化の分かれ道

◎あなたの口、老化していませんか？

「最近足腰が弱ってきた……」

「人の名前を覚えられなくなった。脳が衰えたかな……」

このような趣旨の話を耳にしたり、ご自身で実感されたりする人は、意外と多いのではないでしょうか。

でも、

「最近、口が弱ってきた（衰えてきた）」

という言葉はあまり聞きませんよね？

ただ、**気づきにくいだけで、口だって年齢とともに老化していきます。**

加齢によって、心身の機能が老化して弱っていくことを「フレイル（虚弱）」といいます。

年をとって体力が低下する、足腰が弱くなっている、そういった体の変化のことです。

その最大の要因は、筋肉が落ちていくことが挙げられます。

筋肉が落ちると、動かなくなり、エネルギー消費量も減り、動かないからおなかも減らないので食べられずに、十分な栄養が摂取できないという悪循環に陥ってしまいます。

関係ないようにみえて、**筋肉の低下は「口の老化」が大きくかかわっています。**

口が衰え、「噛む力」や舌の動きが悪くなると、はじめにの冒頭でも述べたように、食べるのを避けるようになるなどして、栄養摂取の面で支障をきたします。

加えて、滑舌が悪くなり、人との交流を避けるようになります。

その結果、家に閉じこもりがちな生活をおくるようになり、筋肉（力）の低下につながり、さらに外に出なくなることで、**生きがいまでも失ってしまうという負の連鎖を招く**可能性があるのです。

驚くことに、体のなかでもっとも老化が早いのが口だといわれています。「口の老化」のことを「オーラルフレイル」というのですが、公益社団法人日本歯科医師会「歯科診療所におけるオーラルフレイル対応マニュアル2019年版」によると、オーラルフレイルの人が2年以内に身体的フレイルを発症する確率は、約2・4倍だとあります。

ですから、**足腰が弱った、衰えたと感じる人は、すでに、口が衰えている可能性があるのです。**

口の衰えからくる症状のひとつである「食事でムセる、かみ切れない、口臭が気になる」というタイトルの言葉が気になって本書を手に取った人はもちろんのこと、ほかにも、

・よく食べこぼす
・食事をしていると疲れる
・最近あまり食べ物の味がしない

・滑舌が悪くなった
といった症状がある人は、特に注意が必要です。

たとえ**年齢が若くても、「口だけ老人」になっている可能性がある**からです。

「口の老化」によって衰えるのが、「噛む力」です。

そこで、「口の老化」を測るためにも、いまの自分の「噛む力」を簡単にチェックしてみましょう。

Q 好きなグミをひと粒口に入れて飲み込むまでに、何回噛んでいますか？

いかがでしょうか？

「20回ほどかな」という人もいれば、「いや、40回は噛んでいるよ」という人もいるでしょう。

もしかしたら、10回ほど噛んだら、もう飲み込んでいる人もいるかもしれません。

グミのかたさにもよりますが、平均的には、ひと粒につき30回ほど噛んでいるとされています。

この数字から、もしあなたがグミひと粒につき30回より少ない回数で噛んで飲み込んでいれば、それは**「あまり噛むことができていない」というひとつの目安**になります。

自分が食べたり飲み込んだりする早さは、ふだんあまり意識しないものです。

そのため、自分ではなかなか気づきにくいのですが、グミをひと粒噛むのが30回以下の人は、ふだんの食事も十分に噛まないまま飲み込んでしまっているかもしれません。

そうして、知らないうちに体に負担をかけている可能性が高いといえます。

歩かなければ**足腰の筋力が落ちてしまうのと同じ**です。

よく噛んでいないということは、あまり口の筋肉を動かしていないわけです。

それは、口の筋力が衰えてしまうことにつながります。

つまり、グミをひと粒30回よりも少なく噛んでいる人は、「噛む力が弱っている可能性が高い」といえるのです。

◎あらゆる老化にかかわる「舌の力」

「噛む力」に加えてもうひとつ、「口の老化」に関係する重要な機能である「舌の力（舌圧《ぜつあつ》）」もチェックしてみましょう。

Q グミを歯ぐきの裏側に舌で押し付けて、何秒間キープできますか？

これは第3章で提案する、**グミを使った「かみかみかみかみリズム体操」**に組み込んでいる動作のひとつです。

やり方がわからないという人は、第3章を確認してください。

歯ぐきの裏側であり、歯の裏側ではないことに注意してやってみましょう。

さて、あなたは何秒間くらいキープできるでしょうか？

ちなみに、「かみかみリズム体操」では、約10秒間キープすることを目安にしています。

10秒というと簡単に思えるかもしれませんが、実際は10秒もできない、できたとしても疲れてしまうという人がかなり多くいます。


なぜ、このプロセスを体操に組み込んでいるかというと、わたしは**「舌の力」が十分にあるかどうかが、口の健康、ひいては体全体の健康にかかわる重要な要素**だと考えているからです。

のちに、口全体の健康を支える「4つの口の力」（43ページ参照）を見ていきますが、そのなかでも「舌の力」は、口の機能が健康なのか、衰えているのかを判断するための重要な指標となります。

「舌の力」といわれても、あまりイメージできないかもしれませんね。

わたしたち歯科医が、患者さんの口の健康を測るときにいちばん注目するのが、「舌の力」です。

学術的にも、「舌の力」はもっとも信頼度が高い指標とされ、各種の研究が進められている分野でもあります。

端的にいえば、**「舌の力」さえしっかりしていれば、口の健康は維持できる。**そういっても過言ではないほどです。

歯がない赤ちゃんやお年寄りがどうやって栄養を摂るのか、これは「舌の力」で食べ物を押しつぶし、飲み込むことができるからにほかなりません。

もちろん、「噛む力」はいうまでもなく大切です。

のちに紹介する「かみかみリズム体操」を続けていると、「噛む力」が確実にアップすることは、モニターの調査結果（100ページ参照）からもあきらかです。

ただ、**本書で提案する「かみかみリズム体操」は、ただ「噛む力」を高めるだけではない点に最大の特長があります。**


なぜ「かみかみリズム体操」では、ガムなどの食材ではなく、あえてグミを使うのでしょうか？

ガムのほうが何回も噛めるしいいのでは？

そう思った人も少なくないでしょう。

もちろんガムも「噛む力」を鍛えるには、とてもよい食材ではあると思います。

しかしあえてここでグミを使ったのは、**グミを使うことで「噛む力」はもとより、「舌の力」を効果的かつ無理なく鍛えることができる**からです。


さらに本書で紹介するのは、「かみかみリズム体操」とセットで、「毒出しうがい」（第3章参照）も行うメソッドです。

「毒出しうがい」とは、拙著『毒出しうがい』（アスコム）で提案したうがい方法で、簡単なうがいをするだけで、口のなかをきれいにし、むし歯や歯周病を予防して健康な状態に保つことができる方法です。

「毒出しうがい」では、歯のあらゆる面に向けて、強く速く水をぶつける動作を繰り返します。

このとき、口の表面の筋肉を使っているようでいて、じつは「舌の力」をかなり使っています。

なぜなら、強く速く水をぶつけるためには、その前に口に含んだ水を、舌でしっかりとキープしなければならないためです。

「毒出しうがい」は、口のなかの食べかすを出すだけでなく、舌を鍛えるトレーニングでもあるわけです。

この「毒出しうがい」を続けることで、口のなかの健康を取り戻すことはもちろんのこと、**「口まわりがシャープになった」**という声がとても多く寄せられました。

おそらく、舌の付け根は首の下あたりにつながっているため、舌をしっかり動かすことで、二重あごを予防・改善したり、顔まわりが引き締まったりするからでしょう。

「舌の力」を高めることは、**口のなかを健康な状態にすることはもとより、美容面でもとてもいい影響がある**と考えられます。

「舌の力」の大切さについては、本書を通じて詳しく紹介していきます。

◎食べ物に気を配るだけでは、ずっと健康でいられない

ここまで、「噛む力」と「舌の力」という、口のなかの大切な機能をチェックしました。

そもそも人間にとって、自分の口をしっかり使って「食べること」は、生きていく上で欠かせません。

これはすべての生物にもいえることですが、食べられなくなると、生命を維持することがほぼできなくなります。

わかりやすくいうと、**「噛む力」と「舌の力」は命を支える**ということなのです。

わたしは長年にわたり、医療現場でさまざまな症状を持つ患者さんの経過を見てきました。そして多くの患者さんが、最期は自分の口で食べられなくなって亡くなっていくことが、とても気になっていました。

つまり、**自分の口で食べられなくなると、ほかの生物と同様に、人間も衰弱し、弱っていってしまう**ということです。

わたしは長年、口腔がん患者さんのリハビリ治療を専門にしています。

口腔がんはあまり聞きなじみがない病気かもしれませんが、この病気は単にむし歯や歯周病のように、部分的な治療ですむものではありません。

歯やあごの一部を、大きく切除しなければならないこともある重い病気です。再発リスクを考え、安全域まで広く摘出するケースでは眼球など、顔面の一部も欠損します。

そうなってしまった患者さんは、わたしたちがふだんあたりまえのように行っている、「自分の口で食べる」ことが難しくなり、大変な苦労をされています。


わたしは、歯科医師になり「顎顔面補綴《がくがんめんほてつ》」を専攻して大学院に進みました。

最初に診たのが口腔がんの患者さんだったことで、口が持つ機能についてずっと考えながら、この20年来治療を続けてきました。

そのためわたしは、**「口から健康に食事ができること」を、人それぞれしっかりと意識しながら、年を重ねていくことが必要**だと考えています。


人間にとって、**「自分の力で口から食べられること」は生きていく上での大前提**であり、生命の要なのです。

いつまでも健康な体で生きていきたい――。そう願い、食べるものに気をつかっている人を多く見かけます。

それはとても大切なことなのですが、そもそも食べられなくなったら、どうしようもありません。

「噛む力」が衰えて食べ物をあまり砕けなくなったら、消化器官に負担がかかり、量を食べられなくなります。

それと同時に、栄養を十分に吸収できなくなります。

噛むことが疲れるので、食事も十分に楽しめなくなります。

食べる楽しみがなくなってしまうのです。

だからこそ、食べ物だけでなく、「口の老化」にも気を配ってほしいのです。

◎口は生命の源

人間は食べ物を口から摂るわけですから、歯や舌、唾液腺などからなる「口腔」（以下、口と表記します）は、体をつくっている源だといえます。

口は、まさに「生命の源」です。

口には、食べ物を噛んだり飲み込んだりするだけでなく、ほかにもさまざまな機能があります。


大きく4つに分けると、次のような機能があります。

❶生命維持
❷コミュニケーション
❸力やバランス

❹顔かたち

❶に関しては、生命維持に欠かせない食べ物を体内へと摂り入れる作業は口の役割ですし、口から分泌される**唾液には「免疫」機能もあります。**
また、**「異物を体内に入れない」ことも口の重要な機能であり、食べ物を咀嚼することで「味覚」も働きます。**

生命維持の根本を担っているといえるでしょう。
❷は、**言葉を話すことや表情をつくるなどの「感情表現」によって、他人とコミュニケーションすること**です。
口の機能が落ちてくると、言葉をうまく「発音」できなくなり、人と会うのがどんどんおっくうになってしまいます。

また、口角を上げてにっこり笑うなど、豊かな表情をつくって、人とのコミュニケーションを円滑にするのも口の大切な役割です。

❸は忘れがちですが、**口は力や体のバランスにも重要な役割を果たします。**
たとえば、**歯を「食いしばる」ことで全身に力を入れることができ、それによって「姿勢を保持」することができます。**

重いものを持つときや力を入れたときに、歯を食いしばったり、口まわりに力が入ったりしませんか？

また、運動能力と噛み合わせの関係は、いろいろといわれています。

たとえば、上下の歯でしっかりと噛めている場合と、噛み合わせが悪い場合とでは、直立した場合のふらつきなどに違いがあり、重心がブレやすいことがわかっています。

❹は、**口は「顔かたち」にも影響を及ぼすということ**です。
たとえば、口が弱くなると、動きが鈍くなることで、口まわりの筋肉が衰えてシワが多くなります。

また、左右どちらかの歯を悪くして、片方だけで噛み続けていると、顔の左右バランスも崩れていきます。

そうして、顔のかたちがゆがんでしまうと、見た目の「イメージ」が悪くなり、❷のコミュニケーションの質を下げたり、噛み合わせが悪くなることで❸の全身バランスにもかかわってきたりして、悪いサイクルに入ってしまうわけです。

このように、肉体的にも精神的にも、わたしたちが毎日を健康に生き、豊かな時間を過ごすために欠かせない機能を持つのが、「口」です。

生命を維持するのはもちろんですが、豊かな社会生活を営むためにも、人間にとって必要不可欠な機能が凝縮されている、それが口なのです。

懸命にリハビリに取り組んでいる私の患者さんたちを見ていると、毎日好きなものを口にすることや、ごくごくと水を飲めることは、奇跡のように思えます。

そんなすばらしい機能を持っていることを当然と思わずに、みなさんにはもっと意

口はこんなに多くの役割を担っている

口が老いてうまく機能しなくなると、
これだけのことに影響が出ます。

生命維持

呼吸／摂食嚥下《えんげ》／味覚／唾液による消化・免疫
異物の認識・排除

コミュニケーション

感情表現／構音・発音

力やバランス

食いしばる／姿勢保持／平衡性

顔かたち

顔のかたち／イメージ

識して口を大事にし、いまある健康を一生、保ってほしいと思います。

◎日本人が口をあまり意識しないのはなぜ？

健康に生きるための重要な要素が、口に集まっていると述べてきました。

しかし、口が衰えているかどうか、気にしている人は非常に少ないのが現実です。

なぜ多くの日本人は、さほど意識が向かないのでしょうか？

わたしは、おそらくそこには、日本と欧米との文化の違いもあるのではないかと見ています。

わたしは欧米諸国の患者さんも診ていますが、彼ら彼女らは、とにかく口のなかをきれいに、清潔感を保つためのケアを前提にして来院されます。

「歯が真っ白ですばらしいですね！」と話しかけると、「え？　口はきれいにしてあたりまえでしょ？」というような感じなのです。

おそらく欧米諸国では、人とのコミュニケーションにおいて、にっこり笑って歯を見せる文化や価値観、行動様式があることが大きく影響しているのでしょう。

一方、日本人の患者さんの多くは、基本的にむし歯や歯周病など、すでになにかしらの症状を抱えた状態で来院されます。

もちろん、定期的に歯のクリーニングをされる患者さんも増えていますが、まだまだかなり少数派。多くはむし歯などの治療後に、「銀歯にしようか、セラミックにしようか……」と、ようやく口のなかの美しさを考えるような順番です。

これにはおそらく、**日本人は「歯はあまり人に見せるものではない」「口を大きく開けて笑うのは下品」という、欧米とは真逆の文化や価値観、行動様式がある**ことが考えられます。

古くは「お歯黒」なんて文化もあったくらいですから、日本人が口のなかをあまり意識しないのは、もともとそうした文化のなかで育った民族だからかもしれません。

わたしも知人に、「じつは歯が気になっていて診てもらわなければと思うのだけど、恥ずかしくて見られたくない……」といわれることがよくあります。

そんな感覚の違いが、日本人と欧米人とのあいだにはあるように感じます。

ただ、口に対する意識が芽生えなければ、口のなかの病気も一向によくなりません。

たとえば先に述べた口腔がん。一般社団法人口腔がん撲滅委員会のホームページによると、「アメリカの2016年の口腔がんの罹患率《りかんりつ》は4万8330人と日本の約2・2倍ですが、死亡率は9570人で、日本の半分近くである」といいます。

アメリカでは半年に一度の口腔がん検診が義務になっているといい、一方日本では軽症の段階で来院せずに発見が遅れることが大きな要因ではないかと考えられます。

このようなことを見ても、日本人はもっと、口のなかを気にする習慣を持つことが大切だと考えます。

そこでわたしは、よく患者さんに**「きちんと鏡を見て歯をみがいていますか？」**と問いかけるようにしています。

すると、「え、鏡を見ながら歯をみがくのですか？」と返されることがとても多いのです。

でも、自分の口のなかをしっかり目で確認しながら歯をみがくからこそ、歯の裏側や奥歯まで歯ブラシが届いているかがわかります。

なにより、**歯や歯ぐき、舌のささいな変化になどに自分で気づくことができる**のです。

◎「口の老化」で失われる、4つの力とは？

ここまで、人間にとって「自分の口で食べる」ことの大切さと、「口こそが生命を支えている」ことをお伝えしてきました。

よく「口のなかを健康に」といわれると、歯の本数や「噛む力」だけをイメージする人がいますが、口のなかを健康な状態にするには、それだけでは足りません。

なぜなら、「自分の口で食べる」ためには、歯だけではなく、口全体の機能が大切になるからです。

口のなかの機能は互いに関連しているため、1つひとつの機能としてではなく、口全体として考える必要があるわけです。

まず、食べることとは、おおまかに次の「4つの口の力」で成り立っています。

これら4つの力のうち、ひとつでも弱まると、食べることに支障が出てしまいます。


【4つの口の力】
❶噛む力
❷舌の力

❸唾液量
❹飲み込む力

口の力の衰えは、すべての年齢層で見られ、体全体の不調につながる「オーラルフレイル」の予備軍として、いま問題になりつつあります。

オーラルフレイルとは、前述したように「口の老化」した状態であり、「口の機能が弱っている状態」を指す言葉です。

つまり、**実際の年齢などに関係なく、「口が老化」してしまっている人が多く、そして弱っている自覚がない。**

わたしが日々、多くの患者さんの口や歯を診療している際に、持っている実感です。

繰り返しになりますが、年齢を重ねるにつれて、かたいものが嚙み切りづらくなったり、大きめのものや粘り気のあるものを飲み込みづらくなったり、ムセやすくなったりするなどの症状があらわれるようになります。

そして、これらは、口まわりの筋肉が低下することで起こります。

すると、弾力のある肉類や、繊維質の根菜類や葉物類の野菜などが食べられなくなり、たんぱく質やビタミン類といった栄養素をうまく摂ることができず、栄養バランスが崩れます。

こうした**衰えが、口から体全体へとつながっていき、全身の機能が弱っていく「フレイル」にいたる**恐れがあります。

また、舌の筋肉が弱ると、会話をするときに、言葉の滑舌が悪くなるといった変化もあります。


一般的には、60代後半あたりから顕著になるといわれていますが、早い人では40代後半あたりからこうした変化があらわれることも珍しくありません。

あなたの「口の老化」＝オーラルフレイルをチェック

質問事項を読んで、あなたの状態にあてはまるものに○をしてください。そこにかかれている数字があなたの点数です。4点以上の人は危険性が高い!!

質問事項	はい	いいえ
半年前より、かたいものが食べにくくなった	2	0
お茶や汁物でムセることがある	2	0
義歯を入れている※	2	0
口の渇きが気になる	1	0
半年前と比べて、外出が少なくなった	1	0
さきイカ・たくあんくらいのかたさの食べ物を噛むことができる	0	1
1日に2回以上、歯をみがく	0	1
1年に1回以上、歯医者に行く	0	1

※歯を失ってしまった場合は、義歯などを適切に使ってかたいものをしっかり食べることができるよう治療することが大切です。

合計の点数が

0～2点　オーラルフレイルの危険性は低い
3点　オーラルフレイルの危険性あり
4点以上　オーラルフレイルの危険性が高い

出典：東京大学高齢社会総合研究機構　田中友規、飯島勝矢

さらに、現代では子どもや若年層にもオーラルフレイルの危険性が広がっています。

まずは前ページのチェックリストで、いまの自分の口の状態をチェックしてみてください。


次項より、「4つの口の力」をそれぞれ見ていきますが、これらの力と関連して、**食べる動作は、むかしから「餅つき」に例えられる**ことがあります。

具体的には、**口のなかは臼、歯は杵《きね》、「噛む力」はつき手の筋力、こねる人は舌、打ち水は唾液**といわれています。

たとえば、餅米をつくためには、当然丈夫な歯（杵）が必要ですが、それだけがあっても、「噛む力」（筋力）やこねる「舌の力」が弱ければ、口のなかで餅はうまくまとまりません。

また、唾液（打ち水）が少なくても、食べやすい餅はできないでしょう。

食べ物を食べる構造は、餅つきと同じ

口のなかは臼、歯は杵、「噛む力」はつき手の筋力、こねる人は舌、打ち水は唾液です。杵を下す力が弱くても、よくこねなくても、打ち水を入れなくても餅がまとまらないのと同じように、「噛む力」も「舌の力」も唾液も食べ物をまとめるにはとても大切です。

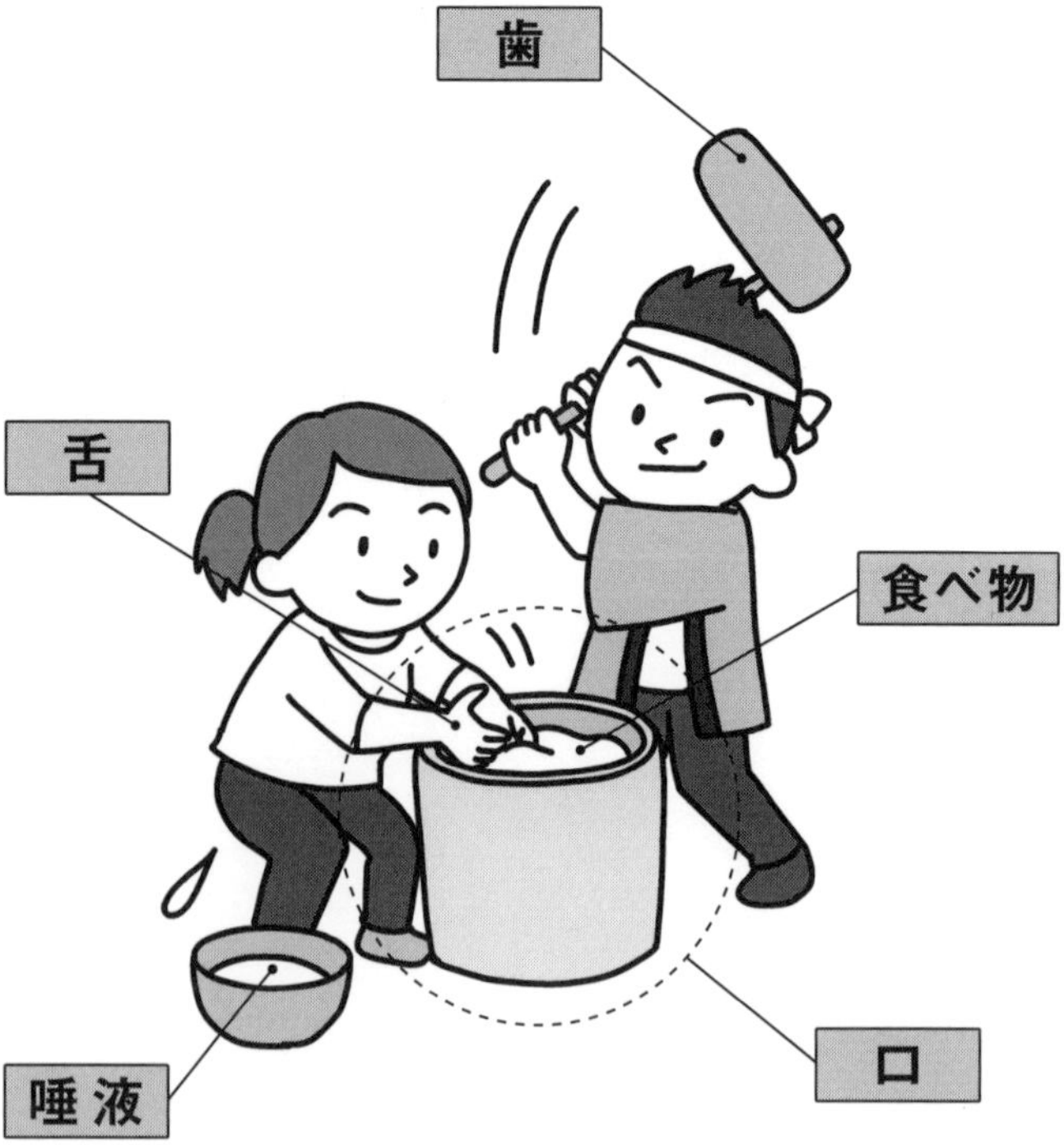

そして、餅をしっかりつくれたとしても、それを食道へ送る飲み込む力も必要だというわけです。

つまり、自分の口でしっかり食べるためには、口全体の機能が保たれていることが必要なのです。

口のなかが健康かどうかを判断するには、「4つの口の力」のうち、自分はどこに問題があるかを、まず確認することが大切になるということです。

◎「噛む力」が衰えると、食事がおいしくなくなる

食べ物を細かく砕く役割で真っ先に思い浮かぶのは歯ではないでしょうか?

ご想像の通り、歯の本数が少なくなると、当然ながら「噛む力」も弱まり、たとえ義歯にしてもその力は落ちてしまいます。

しかし**たとえ歯が残っていたとしても、口まわりの筋肉が弱ってしまうと、やはり「噛む力」は落ちていきます。**

「噛む力」を支えているのは、下あごやこめかみの周囲などにある「咀嚼筋」です。

咀嚼筋は咀嚼に関係する筋肉の総称で、咬筋《こうきん》、側頭筋《そくとうきん》、翼突筋《よくとつきん》などからなりますが、これらの筋肉の力が落ちると、「噛む力」が弱まります。

見逃せないのは、**「噛む力」が弱まると、噛みにくい食材を自然と避けるようになり、やわらかいものばかりを食べてしまいがちになる**ことです。

「なにを食べたいか」ではなく、「どれなら食べられるか？」という視点で考えるようになるわけです。

すると、自然と食事を楽しめなくなり、当然栄養も偏ります。

そうして、やわらかいものばかりを食べる結果、食べる機能（「噛む力」）の低下が、放っておかれることがよくあります。

ならば、「噛む力」を鍛えようと考えて、あえてかたいものを食べようとする人もよくいます。

たとえば、かた焼きせんべいやアーモンドを食べたり、スルメを噛んだりするわけですが、これはもっとも避けてほしい行動のひとつ。

「噛む力」を高めようと意識するのはすばらしいことなのですが、**いきなりかたいものを食べはじめるのは、いわばこれまでまったくトレーニングをしてこなかったのに、100キロのバーベルを突然持ち上げるようなもの。**

そうして、「歯が割れた」といって駆け込んでくる患者さんが、たくさんおられます。

特に昭和生まれの世代の人は、小さい頃から「かたいものを噛め」といわれて育った背景があり、かたいものさえ噛んでいれば、弱ってしまった「噛む力」も元に戻ると思い込んでいるフシがあります。

でも、誤った鍛え方をすると、弱っている歯の寿命を短くするリスクもあり、逆効果です。

かたいものをいきなり噛んで、歯に負荷をかけるのではなく、**第3章で提案する「かみかみリズム体操」**のような、口まわりの筋肉のトレーニングを少しずつ積み上げていくことで、はじめて「噛む力」はしっかりと鍛えられるものなのです。

全身の筋肉を鍛えるときも、筋力トレーニングを毎日継続して、注意深く負荷を高めていくはずです。

同じように、**口まわりの筋肉を鍛えるのも、グミなどの弾力ある食材を活用しながら、少しずつ噛めるようになっていくイメージが大切**なのです。

◎「噛む力」不足が「お口ぽかん」の原因に！

口まわりにある筋肉を「口輪筋」といい、この筋力が弱い人は、自然と口がぽかんと開いてしまうような状態になりがちです。

口輪筋は、唇を閉じたりすぼめたりするときに使います。

しかし、やわらかいものばかり食べていたり、意識してはきはきと話したりしない限り、ふだんあまり動かすことがありません。

すると、**加齢とともにどんどん衰えて、口角が下がってきます。**

また、口輪筋から放射状に伸びる「表情筋」にも密接に関係しているため、表情まで乏しくなります。

37ページで述べたように、口まわりの筋肉の衰えは、「顔かたち」に影響を及ぼし、シワが増えたり輪郭がゆがんだりすることで、まわりの人に与える「イメージ」も悪くなってしまうのです。

さらに、見逃せないのは、**口がぽかんと開いてしまうと、いわゆる「口呼吸」の状態になってしまう**ことです。
❷の「舌の力」も関係しますが、口輪筋が弱まることで、口まわりのかたちもある程度決まってしまいます。
口呼吸の弊害はむかしからよくいわれることで、耳にしたことがある人も多いことでしょう。

一例を挙げると、口呼吸になると、ウイルスやほこりなどの異物が体内に入り込みやすくなります。

なぜなら、本来呼吸するときに使う鼻には、繊毛や粘膜などのフィルター機能がありますが、口にはこの役割を担うものがなく、ウイルスなどが気管や肺にダイレクトに入ってしまい、体に余計な負担をかけることにもなります。

結局のところ、そんな口がぽかんと開いてしまう状態を改善していくのは、「噛む力」をつけることに尽きます。

ずっと鼻呼吸だった人でも、「噛む力」が老化して衰えていくことで、自分でも気づかないうちに口呼吸になっていることもあります。

Q いま、この書籍を読んでいるとき、呼吸を鼻からしていますか？ それとも口でしていますか？

コロナ禍のマスク生活の息苦しさから、口呼吸になった人も多いと聞きます。

口呼吸がくせになる前に、鼻呼吸に戻すことを意識してみてはいかがでしょうか。

◎食べるのに必要なのは、「噛む力」だけではない！

「舌の力」というと、あまり意識しない部分かもしれませんが、「舌の力」が衰えている人が増えているのは、わたしたち歯科医の世界ではあたりまえのように認識されていることです。

「舌の力」は、すべての世代の人にとって大事な機能ですが、どちらかというと、「舌の力」が弱まっていくのは高齢者により多く見られます。

ただし、先にお口がぽかんと開いた子どもについて述べましたが、**小さい頃からやわらかいものばかりを食べていると、食べ物をこねる必要がないため、「噛む力」とともに「舌の力」も弱まります。**

「舌の力」で食べ物を押しつぶしたり、まとめたりすることが少ないために、お口がぽかんと開いた状態になってしまう……、それも理由のひとつです。

「舌の力」が弱まると、食べ物をうまくこねることができなくなり、その結果食べ物をのどへ送り込み、飲み込むことも難しくなります。

いくら歯が丈夫だったとしても、食べ物をしっかりと飲み込むためには、どうしても食べ物をまとめていく力が必要で、それには「舌の力」がかなり大切なのです。

1990年代に、100歳を超えても元気なことで有名になった双子の姉妹、きんさんぎんさん（成田《なりた》きんさん、蟹江《かにえ》ぎんさん）がいました。

じつはおふたりとも歯がほとんどなく、きんさんは0本、ぎんさんは3本でした。にもかかわらず、「困っていないから」と入れ歯をせずに、毎日元気に食事をされていたといいます。

これはおそらく、「舌の力」がかなり強く、まさに餅をしっかりとこねるように、食べ物をまとめる力があったからでしょう。

舌というと、味を感じるための器官と思いがちですが、**舌はほぼ筋肉なので鍛えることができます。**

専門的には、舌圧の衰えを対策するための器具もあるほどです。

本書では、第3章で詳しく紹介する「かみかみリズム体操」と「毒出しうがい」をセットで行うことで、無理なく舌を鍛えることができるようにしています。

ほかにも「舌の力」を鍛えるには、ふだんの生活のなかでできることがまだまだあります。

あるいは、合唱やカラオケなどで口を大きく開けて歌ったり、ときには本を音読したりするのもいいでしょう。

前述したように「滑舌が悪くなった」ことで、意思疎通がうまくいかなくなり、コミュニケーションに対しておっくうさを感じて、会話の頻度が減ることで「口の老化」がさらに進むという負のスパイラルに陥っている人も少なくありません。

「舌の力」を鍛えて、滑舌をよくするということは、非常に大切なことなのです。

◎唾液は、口をおそうじしてくれる天然のシャワー

「舌の力」と同じく、「唾液量」についても、一般的にはあまり意識しないものかもしれません。

「ものが食べにくい」「ムセやすくなった」という悩みを訴えてくる患者さんで多く見られるのが、**唾液量が減っていることで食べ物をまとめる力がない**場合です。

餅つきの例でいうと、餅をまとめるための打ち水がないために、食べ物をスムーズに飲み込めなくなり、とても苦労するわけです。

そうなると、食べること自体がだんだん面倒になります。

そして結局は、あまり噛まなくてもすむような、やわらかいものばかりを食べるようになってしまいます。


唾液をつくるのは、口のまわりにある3つの唾液腺です。

ふつうはこれらの唾液腺に口を動かして刺激を与えれば、誰でも唾液を出すことができますが、**その習慣が少なくなると、次第に唾液が出にくい体質になっていきます。**

子どもや若い人のなかでも、やわらかいものや食べやすいものばかりを食べていると、口や舌を動かすことが少なくなり、その結果、唾液が減って口が渇いてしまう人がたくさんいます。


「噛む力」が弱っていることに気がつきにくいように、唾液が減っていることは、自分ではなかなかわかりません。

高齢者の患者さんのなかには、「入れ歯が急に合わなくなった」「入れ歯がすれて痛い」と訴える人がたくさんいます。

それまでは、唾液がたくさん出て、口のなかが湿っていたから、入れ歯が少し動いたくらいでは口のなかは傷つかなかったのです。

ところが、高齢になると急に口のなかが渇くようになり、入れ歯が少し動くだけで、口内炎などの傷ができやすくなるのです。

唾液には修復作用があるため、口内炎ができても、本来は自然に治っていきます。

でも、唾液量が少なかったり、口のなかが渇いて汚れていたりすると、治りは遅くなってしまいます。

唾液が減ると粘膜が傷ついてしまうため、粘膜の病気や口腔がんを誘発することさえあります。

口腔がんの予防の観点からも、唾液はとても大事なものといえるのです。


また、しっかり口を動かして噛めていたとしても、**年齢を重ねるごとに唾液量は減っていく**こともあまり知られていません。

1日に分泌される平均唾液量は1・5リットルもありますが、これは年齢とともにどんどん減っていくものなのです。

基本的に唾液は、自然に出る唾液と、刺激されることで出る唾液があります。

おもに前者の唾液が、加齢によって唾液腺などが萎縮し、老化することでどんどん減っていきます。

さらに女性の場合は、男性よりも唾液が減りやすいとされ、更年期以降、口が渇きやすくなったという話をよく聞きます。

その結果、「噛む力」や「飲み込む力」も影響を受けるわけですが、同時に、**口が渇くことで口臭がひどくなる**など衛生面の問題も生じます。


口呼吸の人は、口のなかが渇きやすい傾向にあるので特に注意が必要です。

それでも、口まわりをしっかり動かしていれば、刺激によって唾液の分泌が促されるので、**「かみかみリズム体操」を習慣にすれば、唾液量は増やしていくことができます。**

口のなかが渇くと衛生状態が悪くなりますが、唾液には消化を助ける作用とともに、自浄作用があるため、唾液がたくさん出ていれば口のなかの悪いものをすべて流してくれます。

わたしはよく、**唾液のことを「天然のシャワー」とお伝えしています**が、口のなかを自分の力で洗い流せる唾液は、健康にとってとても大事なものなのです。

◎唾液たっぷりの体を目指そう！

「4つの口の力」のうち、「噛む力」は当然大事ですが、わたしはみなさんに、「なぜ噛まなくてはいけないのか」ということを、いま一度考えてほしいと思っています。

ご存じのように、噛むことが大事なのは、食べ物を小さくして消化しやすくするためです。

でも、もうひとつ、噛むことには大切な役割があるのです。

それが、**唾液をたくさん出すこと**です。

この、「唾液をたくさん出す」という役割を意識しなければ、「消化しやすいし栄養もあるから朝食はスムージーがいい」「栄養が足りなければサプリメントを飲めばいい」。そんな発想になってしまいます。

でも、人間の体は、栄養素さえ入れたらそれでいいというものではありません。

そうではなく、**自分の力で食べ物を噛んで小さくするときに、同時に消化作用がある唾液が出て、一緒に胃腸へ送り込んであげるからこそ、胃腸が負担なく消化活動に移れる**わけです。
そんな、もともと体に備わっているシステムが乱れてしまうので、唾液量が少なくなって口が渇き、結果的に食べ物を詰まらせたり、飲み込んでも胃腸でうまく消化できなくなったりするのです。

そこで、噛むことは、むしろ「唾液を出してあげること」のほうが大事くらいに意識を変えてみてください。

思えば、みなさんがかつて食べた学校の給食には、カレーにごろごろと野菜や肉が入っていたり、ごぼうやこんにゃくやニンジンが入った筑前煮が出たりと、いろいろなかたさや弾力を持った食材で調理されていたはずです。
これにはやはり意味があり、栄養バランスだけでなく、「噛み分ける力」をしっかりつける意味合いもあったと考えることができます。

病気になると、わたしたちはおかゆなど消化にいいものを食べますが、それは胃腸とともに口も弱っているからです。

しかし、健康なときに、いくら栄養があるからといってやわらかいものばかりを食べていても、口の健康にとっていいわけがありません。

「唾液を出してあげる食事」を毎日積み重ねることで、高齢者になったときに、口の健康の結果がはっきりと変わります。

唾液量は、ふだんの食生活で決まるのです。

たとえば、気分転換に居酒屋へ行っても、焼き鳥なら噛みごたえのある砂肝やホルモンをチョイスしたり、いろいろな具材が入った煮込みを食べたりするなど、ちょっとしたことで「噛む力」を鍛えながら、唾液の分泌を促すことができます。

人間の体の機能はすべてつながっています。

栄養といった一部分だけにこだわらず、「なぜ唾液をたくさん出さなければならないのか」についても、考えてみてほしいと思います。

◎よくムセる人に足りない力とは？

食べ物をごっくんと「飲み込む」ための、のどの筋肉も大切です。

食べ物はのどの筋肉を使うことで、気管を通って食道へ送られます（これを「嚥下」といいます）が、**のどの筋肉が老化してしまうと、ムセてしまったり、食べ物を飲み込みづらくなったりします。**

わたしたちが食べ物を飲み込むとき、「喉頭《こうとう》（のど仏の周辺）」が自然と持ち上がることで、食べ物を食道へと送り込んでいます。

しかし、喉頭は加齢とともに筋力が弱まるため、うまく持ち上がらなくなってしまうのです。

そうなると、**食べ物が誤って気管に入ってしまう「誤嚥《ごえん》」が起こりやすくなります。**

ただ、ここまで述べてきたように、口のなかの機能はそれぞれが関連し合っています。

高齢者の人が食べ物をよくのどに詰まらせるのは、飲み込む力が衰えていることもありますが、原因はもっと複合的なものです。

「噛む力」や「舌の力」も衰えていることで、食べ物を飲み込みやすいかたちにまとめられない場合があります。

また、唾液量が減って、口のなかが渇いている状態なのに、食べ物を無理にのどへ送り込もうとして引っかかる場合もあります。

本来なら、食べ物のまわりが唾液のぬめり成分で覆われることで、のどをスムーズに通り抜けるところが、口のなかが慢性的に渇いていると、のどに引っかかってうまく飲み込めなくなるわけです。

このように、「口の老化」にはさまざまな要因が関係しており、それらを予防し改善するためには、「4つの口の力」をそれぞれ鍛えていく必要があります。

なによりまず意識してほしいのは、**いつまでも若いときの量やスピードで、食べ物を噛んだり飲み込んだりしないようにすること**です。

個人差はありますが、どんな人もいずれ口は老化していきます。

そこで、まず40代頃から（もっと若い場合もあります）、食べるときに、ムセたり飲み込みづらくなったりするなど、なにか違和感を覚えたときは、「4つの口の力」が衰えていないかをチェックしてみてください。

◎「口の老化」は高齢者だけの問題ではない

ここまで「4つの口の力」を鍛えて、「口の老化」を予防する大切さをお伝えしてきました。

しかし、実際のところ、わたしたち日本人はどのくらい口の機能が弱っている状態、つまり「オーラルフレイル」になっているのでしょうか？
最近の調査結果で、口腔機能の実態があきらかになってきました。

日本歯科医師会による、全国の15歳から79歳の男女１万人を対象に実施した「歯科医療に関する一般生活者意識調査」（２０２２年）の項目において、「滑舌が悪くなることがある」「ムセやすい」「食べこぼしをすることがある」など、口腔の機能不全が疑われる６つの症状を経験したことがあるかどうかを質問したものがあります。

その結果は、基本的には年齢が高くなるとともに、これら６つの症状を経験したことがある人が増えています。
次ページにまとめたグラフを見ていただくとわかるように、意外にも10代、20代の数値の大きさが目立っているのです。

意外と多い、口の衰えの疑いがある症状の経験

それぞれ口の衰えの疑いがある症状の経験がある人の年代別の割合です。このスコアは、「すでにある」「たまにある」の合計値です。

①滑舌が悪くなることがある

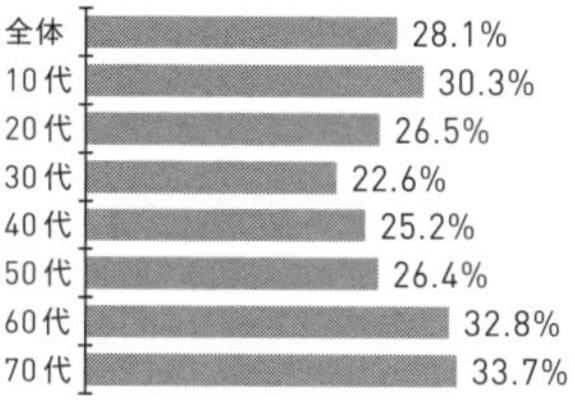

②口のなかが渇きやすい

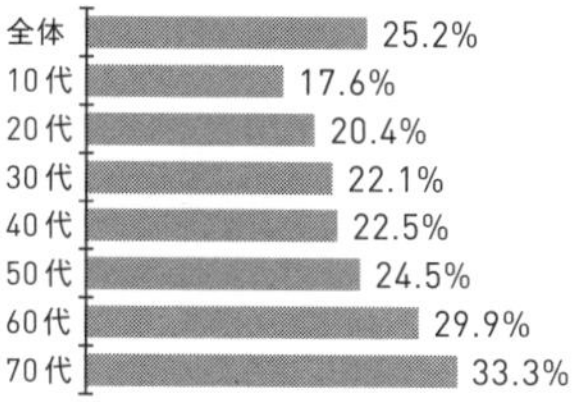

③ムセやすい

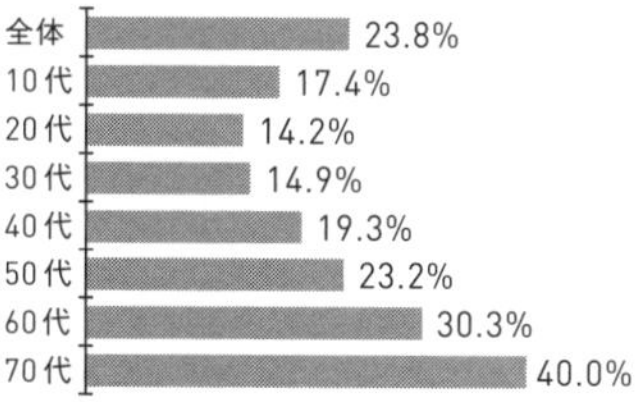

④食べこぼしをすることがある

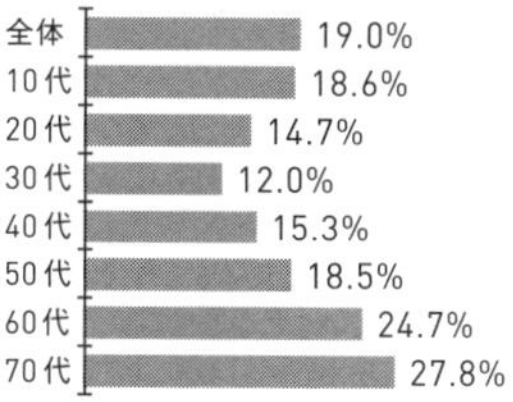

⑤食べていて飲み込めないことがある

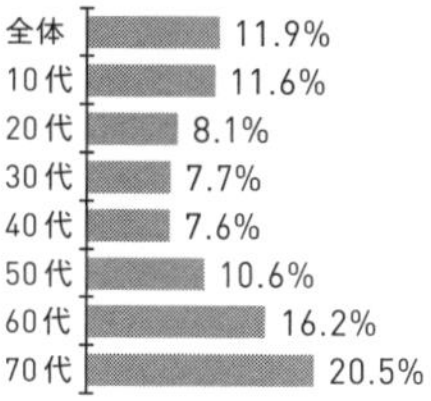

⑥飲み込みにくい

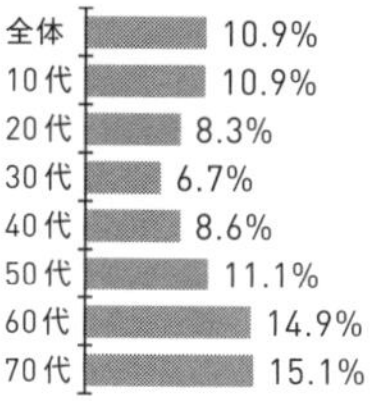

回答者数は、全体（n=10000）、10代（n=580）、20代（n=1234）、30代（n=1423）、40代（n=1851）、50代（n=1682）、60代（n=1586）、70代（n=1644）です。

特に**10代は、「口のなかが渇きやすい」以外のすべての項目で、20代や30代よりも数値が高くなっています。**

さらに「口のなかが渇きやすい」「ムセやすい」をのぞけば、40代よりも高くなっているのです。

なかでも、「滑舌が悪くなることがある」と回答したのはなんと30・3%で、これは60代に匹敵する数値です。

また、**20代も26・5%と、50代とほぼ同じ数値**でした。

また、口腔の機能不全が疑われる症状を経験しているのは、10代で48・3%、20代で40・6%と、半数近くの人が、なんらかの症状を経験していることもあきらかになりました。

さらに、10代は「噛む力」も未発達の傾向があり、ふだんの食事について聞いたところ、「かたい食べ物よりやわらかい食べ物が好き」が53・6％、「かたい食べ物を食べるときに噛み切れないことがある」40・3％と、全年代のなかで最多となりました。

これはつまり、**10代は70代よりも、食べ物を〝噛み切れていない〟実態があきらかになった**というわけです。

加えて、**「食事で噛んでいるとあごが疲れることがある」と答えた10代は48・3％で、70代のなんと2・7倍**にも上り、若年層の口腔機能の発達が不十分な疑いを表す結果になっているのです。

もちろん、調査からわかるのは決して若年層だけの問題ではなく、基本的な傾向としては、年齢とともに口の機能が衰えていくという事実です。

そして、「はじめに」にも述べたように、「噛む力」は高齢になったからといって急激に衰えるものではなく、徐々に衰えていくものです。

10代、20代ですでに口に衰えが見えはじめている人が4割以上

「滑舌が悪くなることがある」「口のなかが渇きやすい」「ムセやすい」「食べこぼしをすることがある」「食べていて飲み込めないことがある」「飲み込みにくい」といった症状を経験したことがある、10代と20代の割合です。

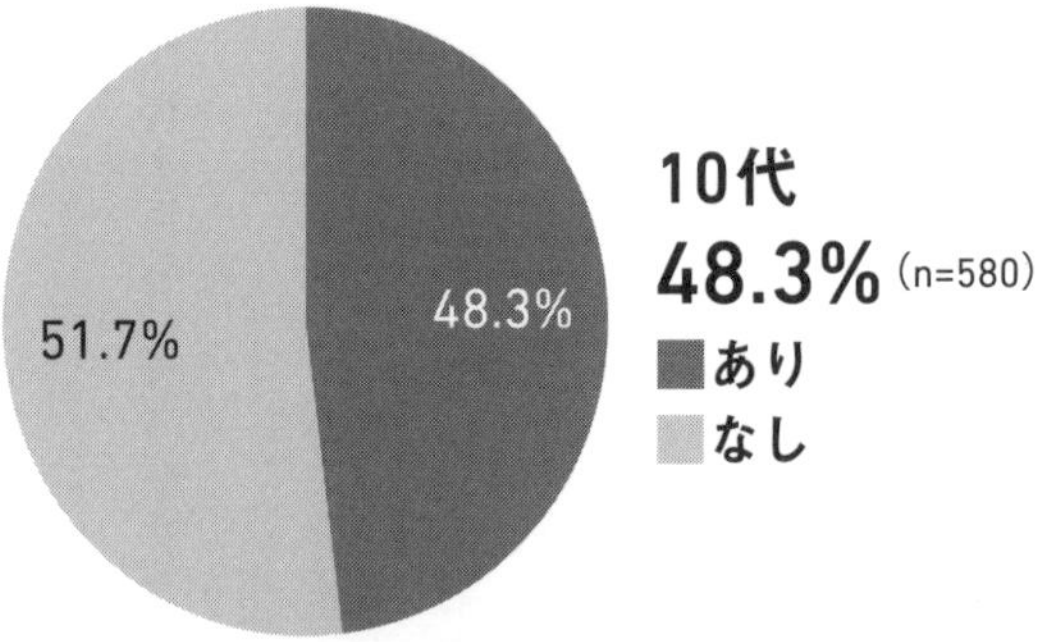

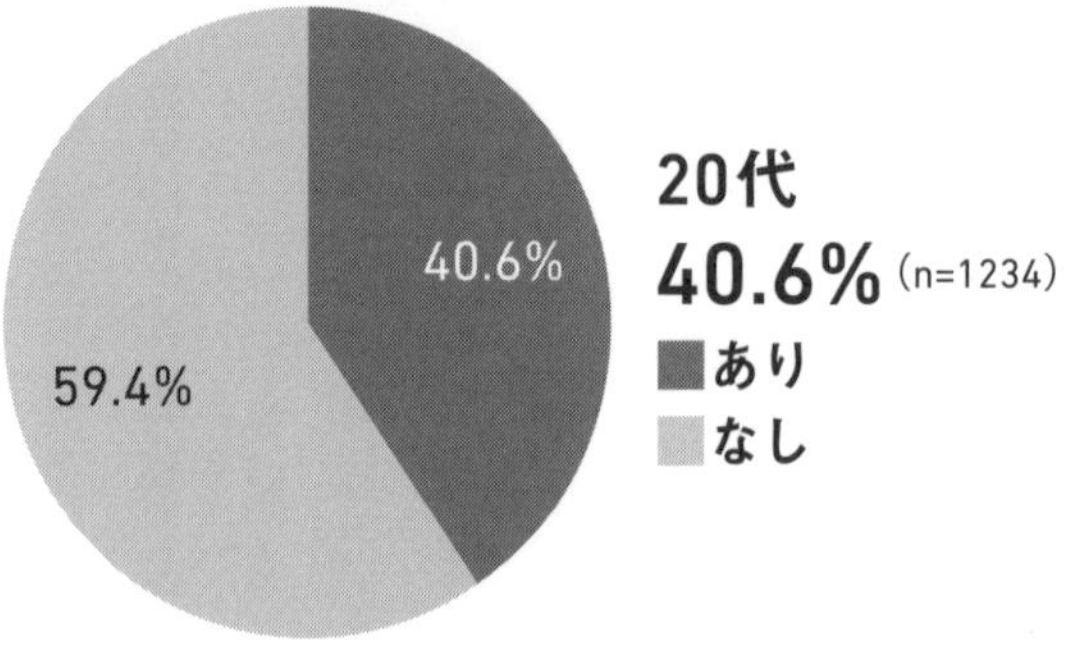

10代は70代と「噛む力」が そんなに変わらない?

食事で噛んでいるとあごが疲れることがある人の割合は、10代のほうが70代より圧倒的に多く、噛み切れないことがある人の割合もやや高くなっています。食べているものの違いもありますが、なかなか衝撃的な数字です。

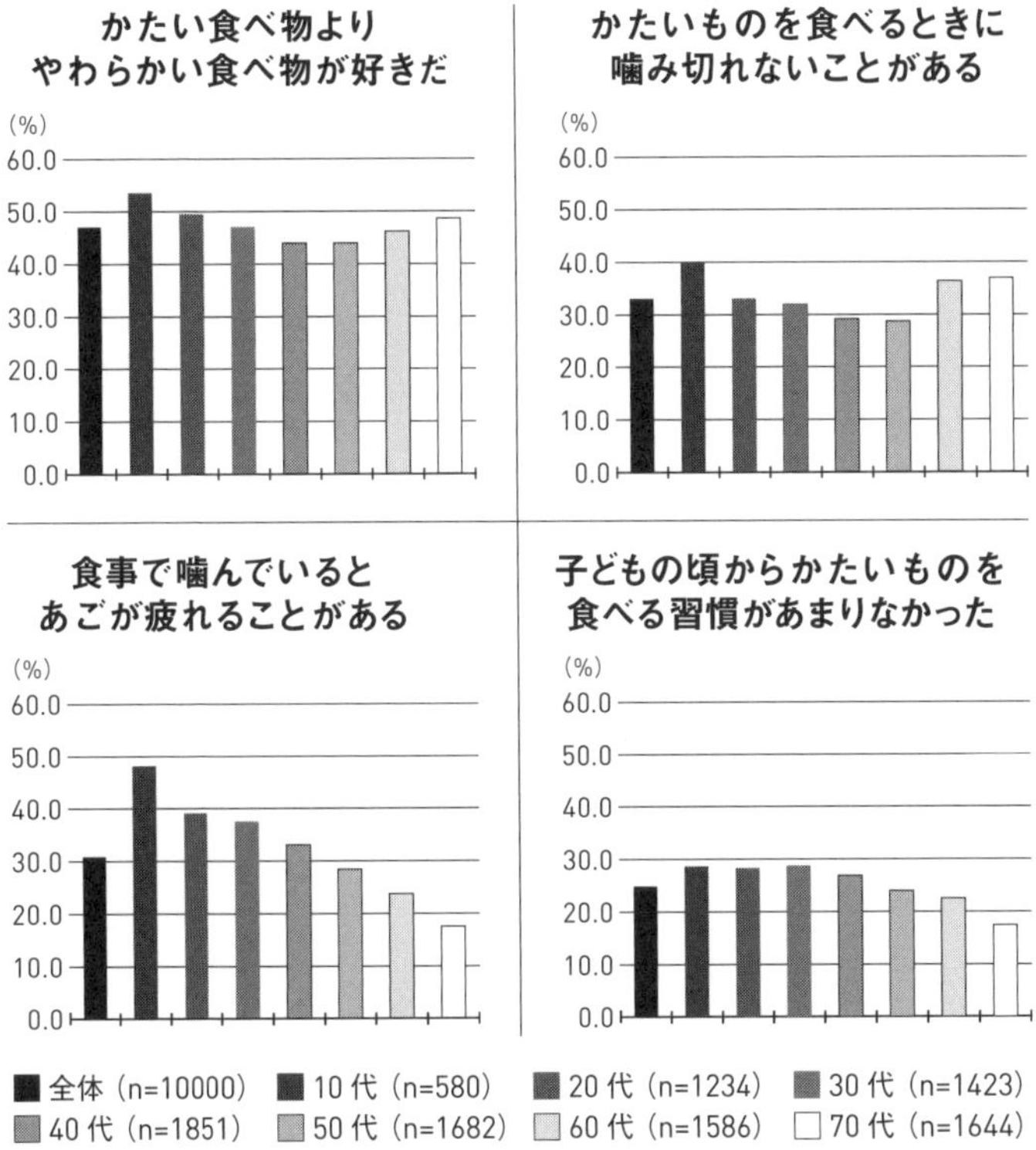

高齢者はもちろんのこと、この世代になる前の人たちも、「4つの口の力」を鍛えていくことで、「口の老化」を予防する必要性があるといえるでしょう。

◎ろうそくの火を消せない子どもたち

オーラルフレイルではないですが、子どもたちの口まわりの筋肉の発達不足もいま、問題になっています。

それが謙虚にあらわれているのが、口呼吸の子どもが多いことです。

2021年に発表された、新潟大学大学院医歯学総合研究科小児歯科学分野の齊藤《さいとう》一誠《いっせい》准教授らの研究によると、日本人の子どもたちの30・7％が日常的なお口ぽかん状態、つまり口呼吸だったという結果が出ています。

自分では閉じているつもりでも、じつは口呼吸をしている「隠れ口呼吸」の人などを含めると、８割くらいが該当するという人もいます。

口呼吸になる大きな原因のひとつが、前述した「噛む力」の低下です。

口呼吸になると、病原菌やほこりなどが入りやすくなるほか、口が乾くことで、口臭などさまざまな影響が出ます。

また、**「口呼吸によって睡眠障害、仕事や学習における持久力や活動量の低下などの症状や注意欠損・多動障害などのさまざまな精神疾患を引き起こすことがある」**ともいわれています。

このことから、子どもを育てている人はもちろんのこと、大人であっても、仕事や作業の効率が下がることがあり、口呼吸はよくありません。

理由はさまざまですが、酸素を十分に取り込めなくなることなどが考えられます。

口呼吸は大人にも子どもにも見られます。

3歳くらいの子どもだと特にわかりやすく、上唇がまるで富士山のようなかたちにめくれ上がっているような状態です。

かつて「あひる口」がかわいいと流行したことがありましたが、まさにあのようなかたちですね。

上唇が上がっていると、出っ歯になりやすくなります。

上あごだけが前に出て、下あごが引っ込んで成長してしまうからです。

また、前歯が目立ってしまうので、歯並びが乱れて顔立ちもアンバランスになる傾向があります。

「噛む力」や「舌の力」など口のなかの機能が衰えてしまうことで、口がぽかんと開いた子どもが増えていると述べました。

そこで、子どもの口の機能が衰えていないか次のような簡単なチェックをしてみてください。

◆口を自分でクチュクチュとゆすげるか
◆自分でうがいができるか
◆誕生日ケーキのろうそくの火をふき消せるか
◆風船をふくらませるか

3～4歳で、これらの項目がうまくできなければ、口の機能が衰えている可能性があります。

むかしの世代の人には信じられないかもしれませんが、実際にこのようなことができない子どもたちが、いまとても増えています。

小学校で、口や歯の大切さを教える出前授業をしたとき、クラスの半数以上の子どもが風船をふくらませなくて驚いたことがありました。

それはもともと力がないのではなく、日常的に口の力をあまり使ってこなかったために、どうやって口をゆすげばいいのか、どのように火をふき消せばいいのか、力の入れ方がわからないということもあるようです。

また、ブクブクうがいは3歳で約50％、4歳で約75％の子どもができるようになるといわれていますので、ひとつの目安になるでしょう。

いずれにしても、子どもから高齢者まで、すべての人たちが口の状態に対してもっと真剣に興味を持たなくてはならない時代がきているように感じています。

◎食べ物が変わって口が老化した現代人

これまで、若年層の口腔機能の衰えについて見ましたが、そもそもなぜわたしたちが噛まなくなってきているのかというと、**時代とともに食べ物が変化してきたのも理由のひとつ**です。

かつて、ウェストン・プライス博士という、むし歯がなぜ世界中で増えたのかを調べた歯科医がいました。

彼は世界各地のさまざまな食生活や栄養について研究し、特に小麦や砂糖、加工植物油脂類をはじめとする、いわゆる西洋式の食生活が栄養不足を引き起こし、多くの歯の問題の原因になっていると主張しました。

彼の研究には賛否両論もありますが、彼が行った調査をもとにして、歯科や栄養学について議論されるようになっていきました。


日本でも、食べ物と「噛む」ことに関するさまざまな調査があり、なかには興味深い報告もあります。

たとえば、齋藤滋《さいとうしげる》著『よく噛んで食べる　忘れられた究極の健康法』（NHK出版）によると、日本の各時代の復元食と噛む回数や時間を調べた結果、戦前の食事は、1食につき1420回噛み、約22分かけていたのに対し、現代では620回噛んで約11分になっているそうです。

噛む回数は戦前の約半分！

噛む回数（＝咀嚼回数）は、その時代の食事によって変遷を遂げていますが、現代は、非常に咀嚼回数も減り、食べる時間も短くなっています。

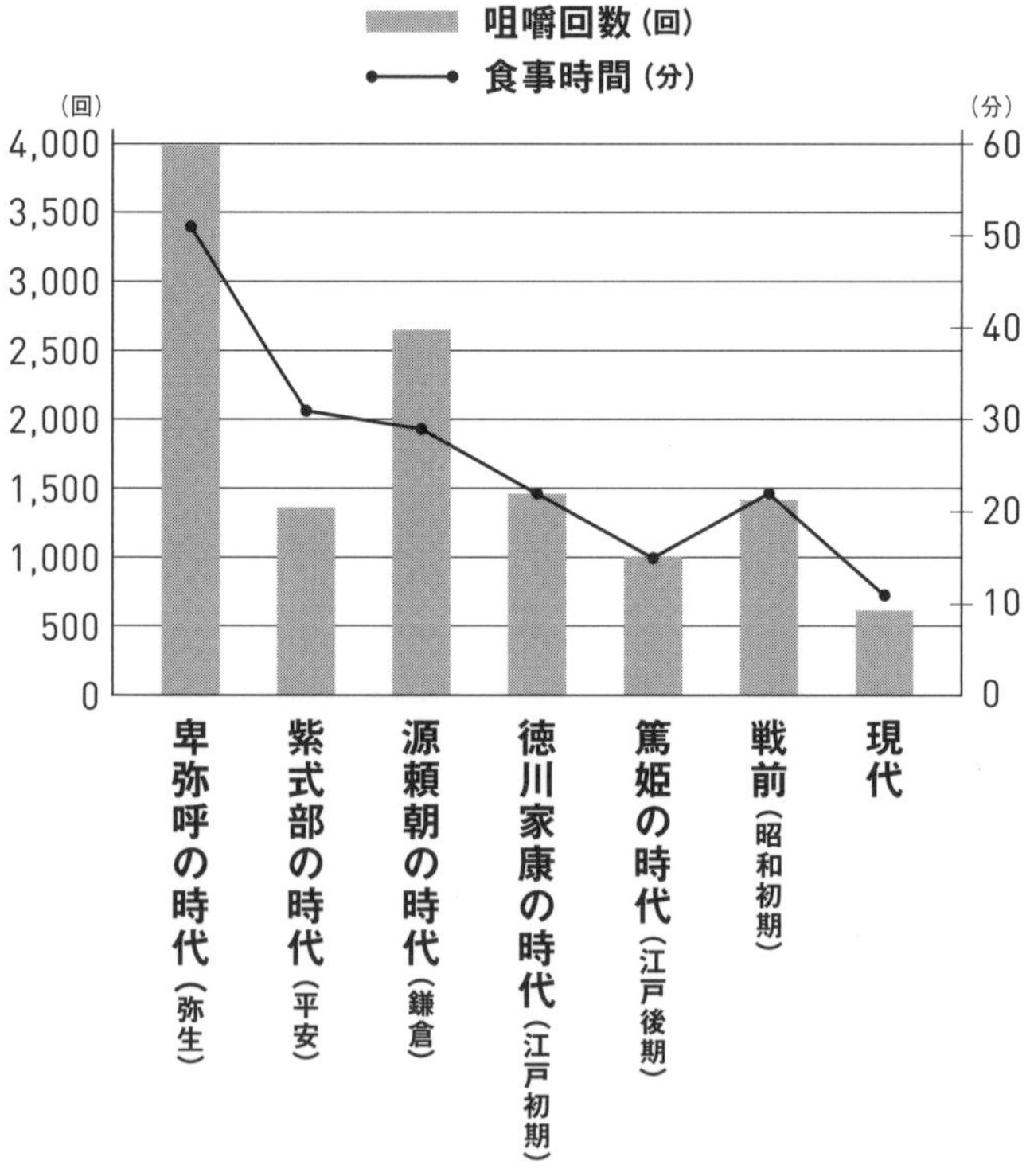

『よく噛んで食べる　忘れられた究極の健康法』（齋藤滋著、NHK出版）より引用

たった**数十年の間に、噛む回数や食事時間が約半分に減ったた**わけですね。

この調査がユニークなのは、全体的に噛む回数が減少傾向にあることを示すと同時に、より長いスパンで比較されていることでしょう。

調査結果によると、卑弥呼《ひみこ》の時代よりも紫式部の時代のほうが、源頼朝《みなもとのよりとも》の時代よりも徳川家康《とくがわいえやす》の時代のほうが、噛む回数と食事時間が減っています。

おそらくは、それぞれ以前の時代に比べて、よりやわらかく食べやすい食事に変化したということなのでしょう。

つまり、**食べる意識の問題というよりも、「食事内容」の変化によって噛む回数などが減り、口腔機能が変化してきた**と見ることができるのです。

端的にいえば、戦前に比べると、パンやハンバーグ、オムレツをはじめとする、あまり噛まなくても食べられる西洋式の食事が増えたことで、現在はどうしても歯や「舌の力」、口まわりの筋肉が衰えてしまう傾向にあるようです。

そして、あまり噛まないことが、結果的に早食いにもつながっていることを示しています。

◎「ひと口30回噛む」は大変！　だったらどうする？

ものを食べるときは、「ひと口につき30回は噛みましょう」と推奨されることがあります。

もちろん、時間をかけて食べられるときは、ゆっくりたくさん噛むに越したことはありません。

ただ、わたしは、ひと口で噛む回数ばかりに、こだわりすぎなくてもいいと考えています。

回数を数えながら食べるというのは、大変です。

そこで、できるだけ多く噛むということを意識してもらいながらですが、もっと楽しみながら、噛む回数を少しでもプラスできる体操をしたほうが続けやすいのではないかと考えました。

本書で紹介する**「かみかみリズム体操」を行うと、1日で100回程度、噛む回数が増えます。**

また、「かみかみリズム体操」では、グミを使うことで、間食や気分転換といった生活の合間で気楽に行えるのが特長です。

そうした、「ながら」で行えるからこそ毎日続けやすく、結果的に噛む回数を自然に増やしていくことができます。

もちろん、「噛む力」だけでなく、「4つの口の力」を無理なく鍛えていくことができるのが、「かみかみリズム体操」のポイントです。

次章では、「かみかみリズム体操」のメリットをわかりやすくお伝えします。

第2章

「かみかみリズム体操」で衰えた口がよみがえる

◎治療だけでは「口の老化」は防げない！

第2章では、本書で提案する「かみかみリズム体操」が、なぜ口の健康に最適なのか、そのメリットをお伝えします。

第1章を読んで、「口の老化」が心配になり、いますぐにでもはじめたいという人は次の章から読んでいただいても構いません。

ただ、やみくもに体操をしていてもなかなか続かないこともあります。

ぜひ体操の効果、効能や、やっている意味を理解しながら、試してもらうことがいいと考えています。

ひとむかし前に比べると、いまは歯の健康に関する意識が少しずつ高まり、病気でなくても、定期的な歯の健診などで来院される人が増えてきました。

ですが、47ページで餅つきを例に紹介したように、ただいたんだ歯を治したからといって、すぐにしっかりと噛めるようになるわけではなく、口を健康に維持できるわけでもありません。

口まわりの筋肉や舌がうまく動かなければ、あるいは唾液がたっぷり出なければ、食べ物をおいしく食べることはできないのです。

そのことがまだまだ知られていないため、むし歯や歯周病でいたんだ歯を治療し、入れ歯にさえすれば、すぐに「健康な口に戻る」と考えている人がたくさんいます。

歯科医としては、もちろんいたんだ歯を治療するのが仕事です。

ですが、同時に多くの人に知ってほしいのは、**ふだんから口を鍛えておかなければ、せっかく歯を治しても、高価な入れ歯にしたとしても、その機能がまったく発揮されない**ということです。

ですから、口がうまく機能しているかどうか、日々の診療でチェックしたりトレーニングを提案したりしています。

年々体力が落ちていくように、口まわりも舌も、当然ながら同じように衰えていきます。

でも、日頃の運動や体操、筋力トレーニングなどを続けることで体の筋肉が維持されるように、口まわりや舌も、軽くてもいいのでふだんから鍛えることを習慣にしていれば、どんどん活発な状態になっていきます。

そんな**「口の老化」を予防し、健康を維持するために最適で、かつとても楽に取り組めるのが「かみかみリズム体操」**なのです。

「口の老化」などという話は、かつてはほとんど知られていませんでした。

しかし、いまは平均寿命が延びて、「人生１００年時代」ともいわれるほどになり、「寿命が延びること」が、「健康でいられる時間が長くなること」とイコールではないという事実も、多くの人が知るところです。

つまり、**長生きがあたりまえの世界になったからこそ、健康で過ごせる時間がより大切になっている**わけです。

そして、**体の機能を健康に維持することにとって大切なのが、まさに口の健康を維持すること**だとわたしは考えています。

◎「かみかみリズム体操」の4つのメリット

「かみかみリズム体操」は、誰でも手に入りやすいグミを使って行うことをおすすめしています。

グミと聞いて、あまり「噛む力」や口の健康と結びつかない人もいるかもしれませんが、わたしが専門とする補綴学の分野では、**グミは咀嚼能力検査で長く使われており、信頼度の高い材料**です。

こうした背景も踏まえ、日本歯科医師会のホームページには、咀嚼を啓発する意味で、手づくりグミのレシピも掲載されていますし、グミと「噛む力」を関連付けた取り組みを行う企業も増えてきたように感じます。

グミを使うことで、次の4つのメリットが得られます。

❶噛みごたえを自由にコントロールできる

なぜ「かみかみリズム体操」はグミを使うのかというと、**グミにはいろいろなかたさの商品があるため、自分で自由に噛みごたえを選ぶことができる**からです。

これは、セルフチェックにとても向いています。

たとえば、「噛む力」が弱っていたり、歯にあまり自信がなかったりする人は、やわらかいものを選んで気軽にはじめることができます。

商品によっては、**噛みごたえをわかりやすく数値化して表記されているものもある**ので、その日の気分によって選んでみてもいいでしょう。

「鍛えられてきたな」と感じたらよりかたい、数値の高いものに挑戦する楽しみもあります。

❷舌を使った複雑な咀嚼運動が期待できる

「『噛む力』をつけるためにガムを噛みましょう」という話は、もしかしたら聞いたことがあるかもしれません。

「噛む力」をつけるためには、ガムもまた非常にいい食材だとわたしも思います。

ただ1点、グミはガムとは違って、「複雑な噛みごたえ」に特徴があります。

弾力があるので、歯でぐいぐいと押し込んだり、舌の上でころころと転がして楽しんだり、ゆっくりなめて味わったり、しっかり噛み切ったり……と、口のなかの機能をたくさん使います。

つまり、**口のなかで次々と変わるかたちや大きさの変化に適応するために、食べるだけで、舌を使った複雑な咀嚼運動ができ、結果的に舌や口まわりの筋肉を、楽しみながら鍛える**ことができます。

❸唾液が増える

❷と関連しますが、グミを食べるだけで、口のなかの複雑な機能をたくさん使うこ

とから、自然と唾液が出るようになります。

ただ噛むだけでなく、舌で動かして楽しんだり、ゆっくりなめたりしますから、唾液量がどんどん増えていくのです。

もともと歯をいためている人や、持病がある人は注意が必要ですが、口のなかが渇きがちな人や、高齢者にとっても安心できる食べ物といえるでしょう。

❹甘いからおいしく楽しく続けやすい

グミと聞くと、糖質を気にする人がいるかもしれません。

もちろん、糖尿病をはじめ、現在なんらかの持病の治療をしている人は注意が必要ですが、基本的に**グミの糖質はさほど多くありません。**

また、「かみかみリズム体操」は、のちに紹介する「毒出しうがい」(118ページ参照)とセットで行いますから、口のなかに残った細かいグミ(食べかす)をしっかり洗い流すことができます。

そのため、糖質によるむし歯リスクも回避することができます。

甘くておいしいグミだからこそ、気軽に楽しく続けることができるはずです。

「甘いから太るんじゃないの？」と思われる人もいるでしょう。

間食は大体、200キロカロリー程度が目安といわれています。

「かみかみリズム体操」は、グミを4粒。グミにもよりますが、おおよそ1粒が10〜20キロカロリーなので、40〜80キロカロリーです。

食パンだったら6枚切りで1/2枚、ごはんなら1/3杯くらいのカロリーです。

◎寝る前以外ならいつでもどこでも好きなときに！

「かみかみリズム体操」が続けやすいのは、**時間や場所をほとんど選ばず、好きなときにできる**のも理由のひとつです。

ちょっとおなかがすいたり、口さびしくなったりしたとき、おやつとしてグミを食べるついでに、口も鍛えてしまうというイメージです。

おなかを満たして、気持ちがハッピーになり、ついでに口を鍛えられて、頬の張りもよくなるという、まるで一石四鳥とでもいうべき効果が得られるわけです。


じつは、わたし自身せっかちなタイプなので、なにかをするとき、「ついでに」ほかのこともできてしまう方法や仕組みを考えることが好きでした。

そこで、おやつを食べながら、同時に大切な口まわりも鍛えるという感覚で行えるのが、この「かみかみリズム体操」だったというわけです。


思えば、「毒出しうがい」が多くの人に受け入れられたのは、好きなものを存分に食べたあと、「ついでに」口もしっかりゆすぐという、その気軽さゆえでした。

「かみかみリズム体操」は「毒出しうがい」とセットで行いますから、グミの糖分や食べかすなどが気になっても、「ついでに」うがいで洗い流せるので、気にすることもありません。

大切なのは、自分で口まわりを意識し、実際に鍛えていく時間を毎日つくることなのです。


体操を行うタイミングはいつでもよく、たとえばおやつの時間や口さびしいときのほかに、ビジネスパーソンなら**会議や商談前、集中力を高めるために行うのもいい**でしょう。

第4章で述べますが、噛むことは自律神経にも作用するので、「かみかみリズム体操」で、心の状態をよくするためにも活用できます。

いずれにせよ、口を意識するきっかけになれば、いつ行ってもいいのがこの体操の気軽さであり特長です。

ちなみに、「BMAL1（ビーマルワン）」という、体脂肪の増加を司《つかさど》るたんぱく質があります。

このBMAL1が増えると脂肪の蓄積量も増えますが、BMAL1が急増するのが21時以降、少ないのが15時前後とされています。

そのため、もし**どうしても糖分が気になる人は、寝る前の時間だけは避けて、おやつの時間に楽しみながら口を鍛えてみるといい**でしょう。

◎「口の老化」は知らない間に進んでいく

わたしが「かみかみリズム体操」をおすすめするのは、ふだん鏡の前で口のなかを眺めているだけでは、「口の老化」にはなかなか気づけないからです。

歯については、「茶しぶやタバコのヤニがついてきた」「先のほうが欠けてしまった」というように、変化が目に見えるので、気づきやすい場合もあります。

しかし、**「口の老化」は変化が少しずつ進むため、なかなか気づけません。**

体の自然な老化に加えて、口をしっかり動かしていないことによる老化もあり、とてもわかりづらいのです。

当然ながら、**50歳のときと70歳のとき、90歳のときでは、口の状態はまったく変わっているはず。**

でも、ある日急に衰えるわけではないので、どうしても対処が遅れてしまうことがよくあります。


59ページで、加齢とともに唾液量が減って口のなかが渇いた状態でいると、急に入れ歯が合わなくなったり、痛みが伴ったり、口内炎がひどくなったりする例を紹介しました。

そんな「口の老化」は、ふだんからよほど意識していなければ気づきにくく、ある日痛みや違和感を覚えてはじめて、口の状態の変化を知ることが多いものです。

わたしはクリニックで、

「最近お口が渇いているように感じませんか？」

「食べ物が飲み込みづらいときはありませんか？」

「ときどきムセることはありませんか？」

そのように、患者さんにていねいに尋ねていきます。

そうしてはじめて、「そういわれれば、少し前からムセるかも……」と気づかれる人がたくさんおられるからです。

◎「かみかみリズム体操」で、8割の人が「口の老化」の改善を実感！

継続的に続けてほしい——。

その思いから、「かみかみ体操」はグミを使い、多くの人が「これならできるぞ！」と思っていただけるような簡単なものにしました。

とはいっても、簡単すぎて効果が小さければ意味がありません。

そこで、モニターのみなさんに2週間「かみかみリズム体操」を続けてもらい、「デンタルプレスケールⅡ」という測定機器で、はじめる前と後の「噛む力」を測りました。

その結果の一部を次ページにまとめていますが、8割の人の総合的な「噛む力」が上がっていました。

ほかの人と結果があまりにも違うのでグラフは掲載していませんが、**なかには、133N（ニュートン〈力の単位〉）から1193Nと、数値が8倍近く上がっていた人もいた**ほどです。

そこまで上がった理由は、大きくふたつあると考えられます。

ひとつは、口まわりの筋肉を日頃から意識してケアしている人が、残念ながらほとんどいなかったことです。

「足腰が弱らないようにウォーキングをしています」

「体がかたくならないようにストレッチをしています」

という人には出会ったことがあっても、

「毎日、口の筋肉をほぐしています」

「かみかみリズム体操」を2週間、試してもらった結果!!

2週間、毎日、「かみかみリズム体操」を試してもらい、「デンタルプレスケールⅡ」という機材を使い、「噛む力」がどれだけ変化したかを測りました。その一例をここでは紹介します！

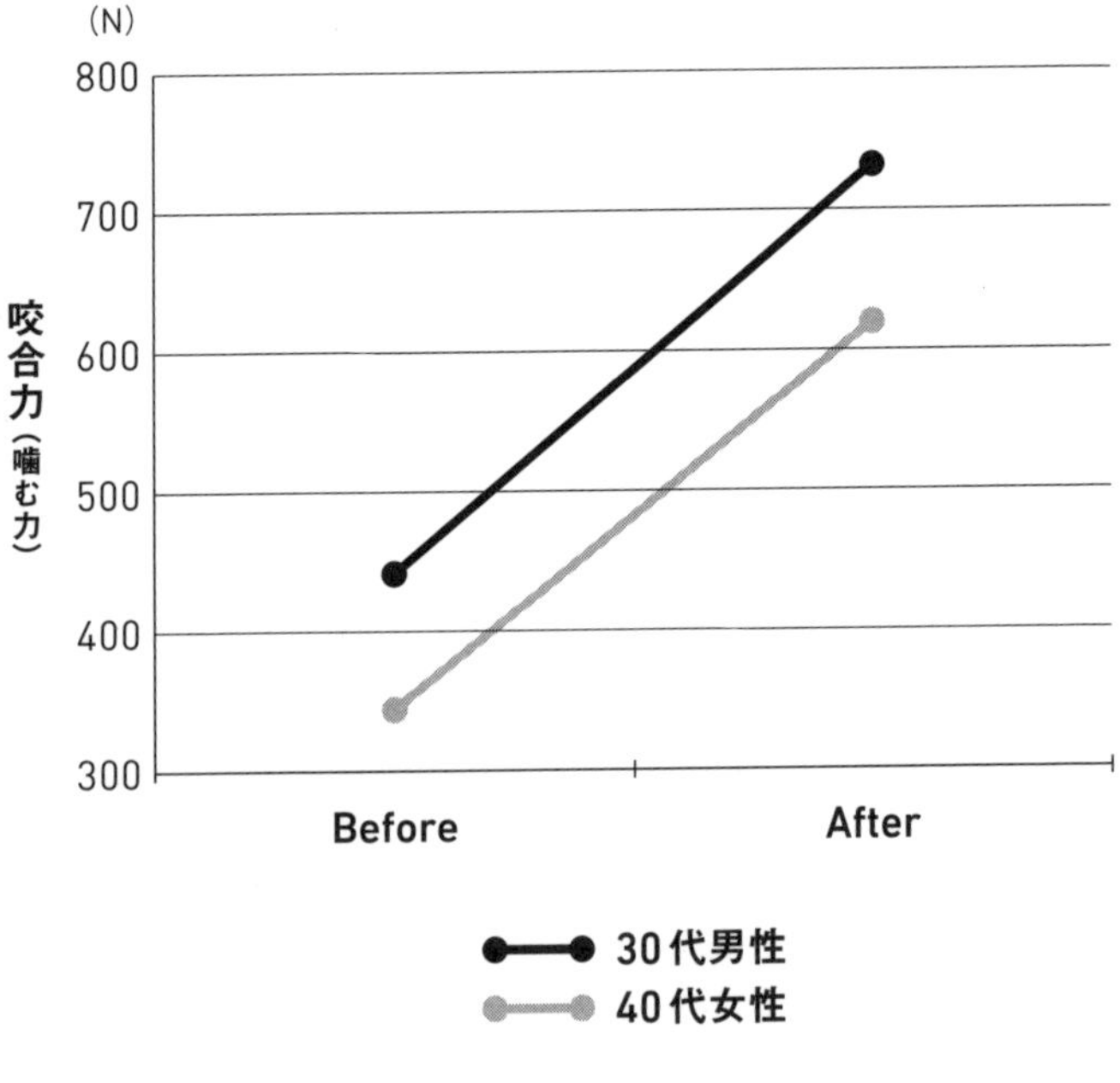

という声はなかなか聞きません。

日頃から意識的にケアをしていないため、口の筋肉が衰えている人がとても多いのです。

つまり、**これまでケアしていなかったからこそ、効果てきめんに口の筋肉が活発になった**のだと思います。

ふたつめは、噛むという動作をより意識するようになったことも理由ではないでしょうか。

Q　みなさんは、ふだん自分がしっかり噛めているのか、どのように噛んでいるのか、答えられますか？

おそらくほとんどの人は、意識せずに日々食べ物を噛んでいるのではないかと思います。

今回、噛む動作を取り入れた体操をしたことで、「毎日の食事でしっかり噛むくせがついた」「噛むことを意識するようになった」という声が、モニターの多くから聞かれました。

しっかり噛むという意識づけができるようになるのも、この体操を行う大きな意義だと感じます。

◎「口の老化」は「セルフケア」と「プロケア」の両輪で防ぐ

「かみかみリズム体操」をいいきっかけにして、口の状態の変化を、ぜひ自分でチェックすることを習慣にしてください。

実際に体操をしてみると、やわらかいと思っていたはずのグミが意外と噛めなかったり、舌をたくさん動かして疲れてしまったり、いつもより唾液がたくさん出てきたり……と、意外な気づきがきっとたくさんあるはずです。

体の健康を維持するためには、「セルフケア」と「プロケア」の両方が大切だといわれます。

まず「セルフケア」ですが、体操を続けることで、**「自分の口の力はどのくらいなのか」「4つの口の力のうちどこが弱いのか」といった、自分の口についての情報を肌感覚で知ることができます。**

毎日行う体操でも、日によって「簡単にできた」「ちょっと疲れた」などと、わずかな変化に気づけるようになっていきます。

そうして、おいしく楽しみながら続けるなかで、「4つの口の力」への意識が自然に高まっていくのです。

また、身近な口のチェック機関として、歯科医院を存分に活用してほしいと思います。これが、「プロケア」の部分です。

自分だけで歯をケアしたり鍛えたりしているだけでは、以前と比べてどれだけ成果が出ているのか、どうしても具体的な数値としてわからない面があります。

そこで、「かみかみリズム体操」をきっかけにして、**歯科医院で定期的に口の健康チェックをする習慣**もつくっていただければと思います。

いまは、「噛む力（咀嚼力）」や唾液の質などを詳しく測ることができる専門的な機器を備えた歯科医院も増えているので、口のなかの健康状態が全身の病気とリンクしていないかどうか、早めに気づく機会にもなります。


みなさんは学生時代に、体力測定で握力などを測ったことがあると思いますが、大人になるとそうした機会が急になくなるため、自分の正確な握力を知っている人はほとんどいません。

口もまさに同じです。

18歳くらいまでは学校で定期的に歯科健診を受けていても、そのあと健診を受ける習慣がなくなれば、自分の歯の状態がどう変化しているのかわからなくなってしまうのです。

そんなとき、たとえば「50歳のときはこのくらい噛めた」ということを自分でわかっていれば、60歳になったときに歯科医院でチェックしても、どのくらい口が衰えてきたかを正確に把握できます。

◎歯科医院を保健室のように気軽に使う

わかりやすくいうと、歯科医院を、いたんだ歯を治したり、歯石を取ってきれいにしたりするためだけの場所ではなく、「4つの口の力」をキープするための場所としてとらえていただければと思います。

十数年前に比べると、国も口腔機能の低下による問題を重視しはじめました。

口腔機能の現状や育成に関する検査、指導が2018年から保険制度で受けられるようになりました。

65歳以上が「口腔機能低下症」で、15歳未満が「口腔機能発達不全症」という診断名です。さらには、**2022年4月からは50歳以上の大人と、18歳以下の子どもが対象になり、適用範囲が広がっています。**

こうした制度の変化に加えて、患者さん自らが得られる情報も格段に増えたことで、歯科医院を活用することの意識ははるかに高まっていると感じます。

「口は生命の源」（34ページ参照）であり、全身の健康の根源が口腔にあることがはっきりしているにもかかわらず、多くの人にとって、歯科医院はまだまだ「かかりつけ医」とまで認識される存在になっているとはいえない現状があります。

一方で、受け入れる側のわたしたち歯科医としても、歯の治療に数回来ただけの患者さんに、どれほど個別に具体的なアドバイスができるかというと、なかなか難しい面もあります。

なぜなら、その患者さんに、これまでどのような病歴や症状の変化があり、今後どう加齢によって変化していくかは、継続的にデータを取って診ていかなければどうしてもわからない面があるからです。

そこでぜひ、「かみかみリズム体操」を習慣にしながら、定期的な口の健康チェックのために、もっと気軽に歯科医院へ足を運んでいただければと思います。

近場の歯科医院で詳しい検査ができない場合は、インターネットで、「かみかみリズム体操」のビフォアー・アフターを、つまり「噛む力」などをしっかり測れるような歯科医院を、あらためて探してみるのもいいでしょう。

わたしがかつて『毒出しうがい』(アスコム)を出版したとき、「歯石がつかなくなったと歯医者さんにほめられました!」といった、よろこびの声やはがきをたくさんいただきました。
やはり**「自分がどう変わったのか」を知ることができると、「セルフケア」を続けていくモチベーションになる**ので、「プロケア」としての歯科医院も存分に活用してみてはいかがでしょうか。

「人生100年時代」に入ったいま、今後は自分の健康管理のために、自分の口のデータを把握していることが大事になると、わたしは見ています。

「セルフケア」だけでも予防はできますが、専門的な知見やチェック機能がどうしても不足しますから、**気軽に健診などができる「かかりつけの歯科医院」を持っていると、これからの時代をとても安心に過ごせる**はずです。

歯の治療をするための場所としてだけではなく、口のなかの健康チェックに行くための場所として、いわば〝保健室〟のような場所として、もっと気軽に歯科医院を活用してほしいと思います。

◎「口の老化」を防ぎ、いつまでもおいしく食事ができる人生を

クリニックで患者さんの「噛む力」をチェックしていると、実年齢よりもかなり衰

えた数値が出て、とても驚かれることがよくあります。

まだ40代なのに、70代と同じ数値が出ることも決してめずらしいことではありません。まさに、オーラルフレイルの状態に近づいているわけですね。

そこで、同意いただける人には、本書と同じ内容の体操を行っていただきますが、習慣化できた人の多くは、「噛む力」や「舌の力」が鍛えられて、衰えた口のなかがよみがえります。

もちろん、トレーニングは継続することが大切で、ある日急に強くなるわけではありません。

それでも、比較的早く口のなかの状態が改善されるのは、先にも述べたように**「しっかり噛む」とはどういうことかを、自分でしっかり意識することができる**からです。

たとえば、「ぐーっと噛み締めてください」といわれたとき、その「噛み締める」という行為がよくわからなくてできない人が意外とたくさんいます。

それほど、ふだんから食べ物をしっかり「噛み締める」ことを行っていないわけです。

「噛み切る」「こねる」「まとめる」「飲み込む」といった行為を、しっかり意識できるようになることが、「かみかみリズム体操」のポイントです。

自分自身で「口の老化」に気づき、意識的に口を鍛えていくことは、毎日の健康に欠かせません。

ただ、歯科医も含めて多くの人が、歯や口を意識することは、単にむし歯を治療したり、ホワイトニングをしたりするくらいにしか考えていない傾向もあるようです。

もちろん、歯を美しく保つことは大切なこと。

でも、アンチエイジングの観点からホワイトニングをしたり、歯をセラミックに替えたりしても、肝心のしっかり噛み締められる力をはじめ、口のなかの健康を維持しなければ、真の意味で「健康である」とはいえません。

わたしたち人間にとって必要なのは、「いつまでもおいしくごはんを食べられること」ではないでしょうか？

そのためには、まず歯が丈夫でなくてはなりません。

たとえ多くの歯がなくなったとしても、**噛むための組織（舌や口まわりの力、飲み込む力など）がしっかりしていれば、入れ歯でも十分に食事ができます。**

56ページで触れたきんさんやぎんさんのように、たとえ歯ぐきだけでもしっかり噛んで、食べ物をすりつぶし、飲み込むことができるなら、毎日の食事を楽しむことだってできるのです。


「うまく噛めない」「飲み込めない」と、早々にあきらめることはありません。

「かみかみリズム体操」で少しずつ鍛えていけば、いま何歳であっても、これから楽しく食事をすることができます。

歯をなくすと、「もうおかゆでいい」「やわらかいものを食べるしかない」という人が結構おられますが、実際のところ、そうした食生活はすぐに飽きてしまうものです。

そうして食べることが楽しみでなくなると、ますます口の健康に留意する意識が持てなくなり、オーラルフレイルがどんどん進んでしまいます。

なかには、「もう一度肉を噛み締める感触を味わいたい」と、インプラント（人工歯根）を希望される患者さんもたくさんいます。

ただ、繰り返しですが、いくらきれいな歯をいれたとしても、「噛む力」や「舌の力」、「飲み込む力」などがしっかりしていなければ、決しておいしくは食べられません。

インプラント治療も、仮歯を使ってゆっくりと噛む練習をして、食べられるものの種類が増えてはじめて「成功」といえるのです。

「かみかみリズム体操」を続けて習慣化していけば、確実に口の力は強くなっていきます。

そのことが、さまざまな人の歯の健康を取り戻し、いきいきとした毎日を送ることの手助けになるはずです。

第3章

「かみかみリズム体操と「毒出しうがい」のやり方

これが衰えた口がよみがえる方法！

「かみかみリズム体操」と仕上げの「毒出しうがい」で、楽しく口を鍛えられます。
寝る前以外でしたら、いつでもOK。1日2回行ってください。なお、1回に使用するグミは2粒。30回程度で飲み込めるかたさのものを使用してください。

用意するもの（1回分）

グミ…2粒
水（もしくはお茶）…120㎖

STEP 1

「かみかみリズム体操」❶

舌ポジリセット

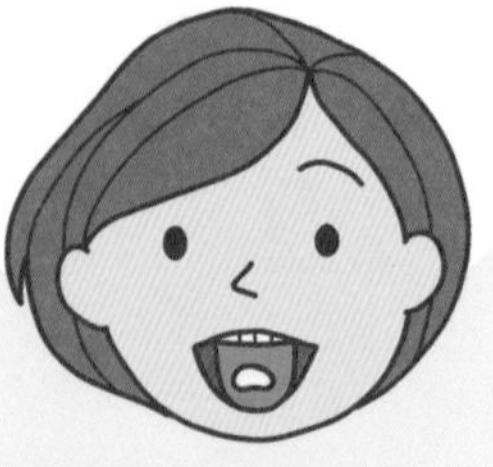

STEP 2

「かみかみリズム体操」❷

3・3・7拍子がみ

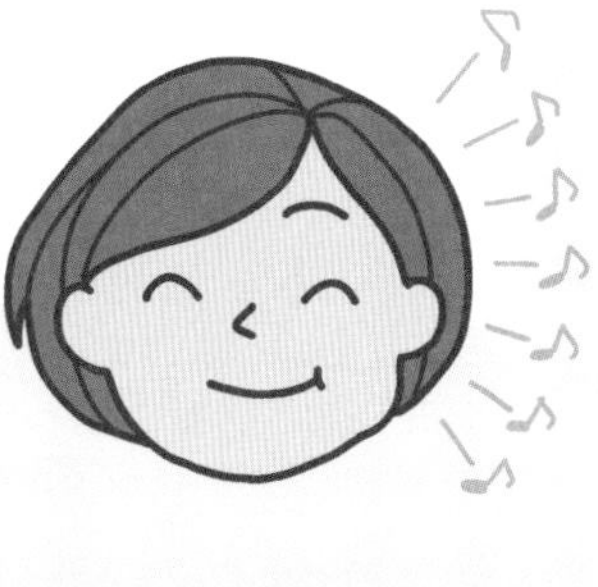

STEP1と❷を2セット行いましょう！

STEP 3

仕上げの体操で口のなかはスッキリ！

毒出しうがい

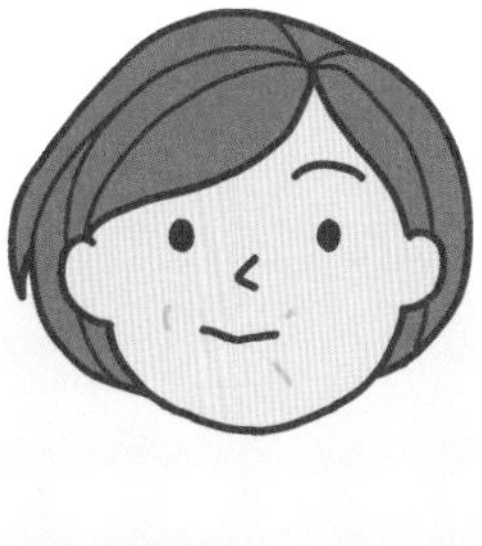

STEP 1

「かみかみリズム体操」❶

舌ポジリセット

1

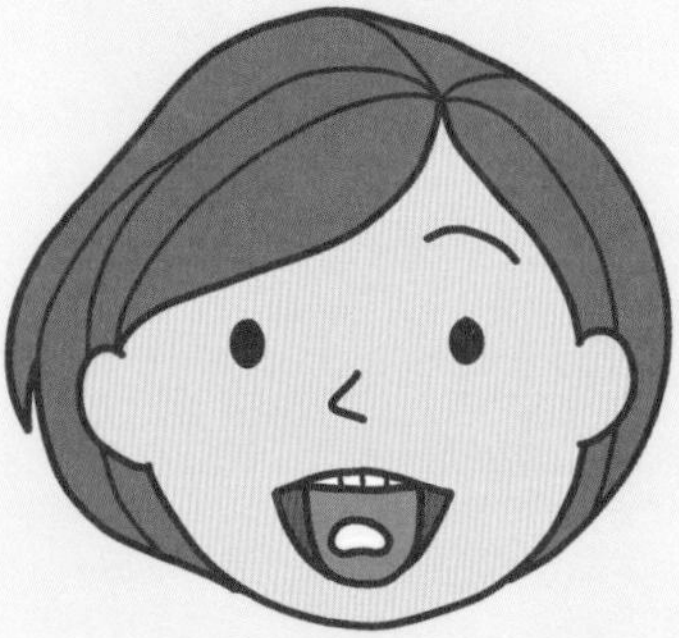

好みのかたさのグミを口に含み、舌の上にのせます。

2

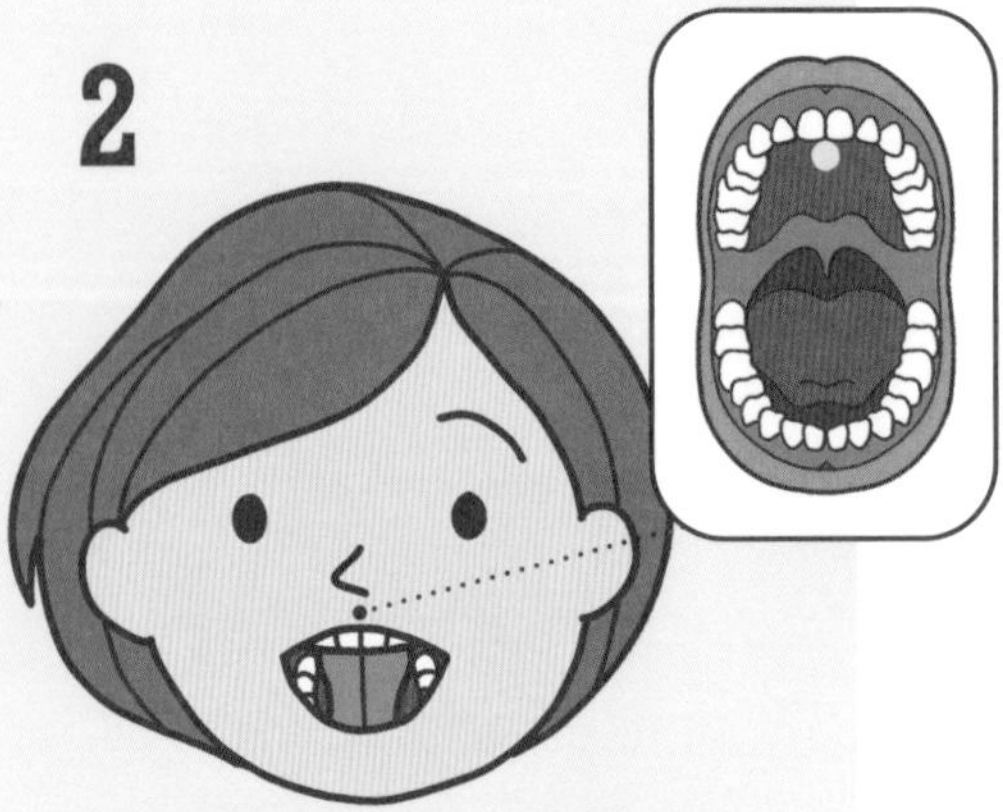

舌を使って、グミを歯ぐきの裏側にぐっと押し付け、その状態を10秒キープします。

STEP 2

「かみかみリズム体操」❷
3・3・7拍子がみ

1

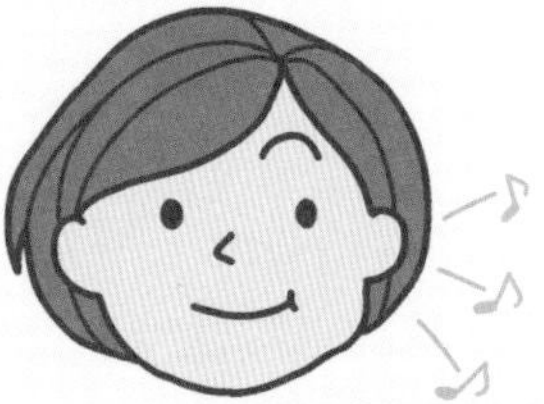

「舌ポジリセット」のグミを舌で左側の歯に持っていき、3・3・7拍子のリズムで噛みます。

2

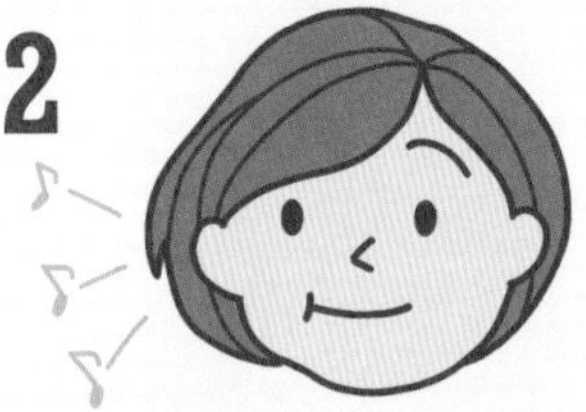

次に舌で右側の歯にグミを持っていき、右側の歯でも3・3・7拍子のリズムで噛みます。

3

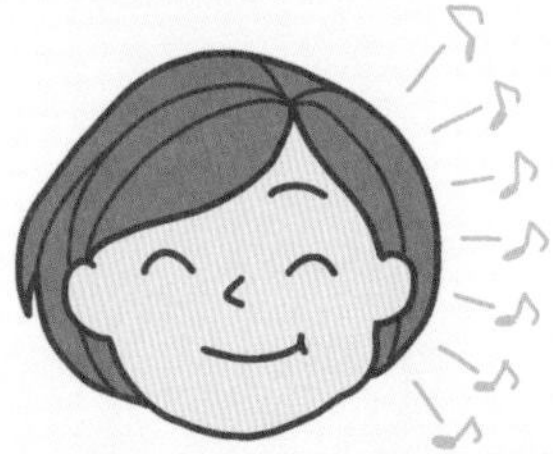

さらに左側で同様に噛みます。飲み込めるくらいまで❷〜❸を繰り返して、飲み込みます。なお2セット目の3・3・7拍子がみを行うときは右側の歯から噛みはじめましょう。

新しいグミで、STEP1 と STEP2 をもう1度繰り返しましょう

STEP 3

毒出しうがい

仕上げの体操で口のなかはスッキリ！

1

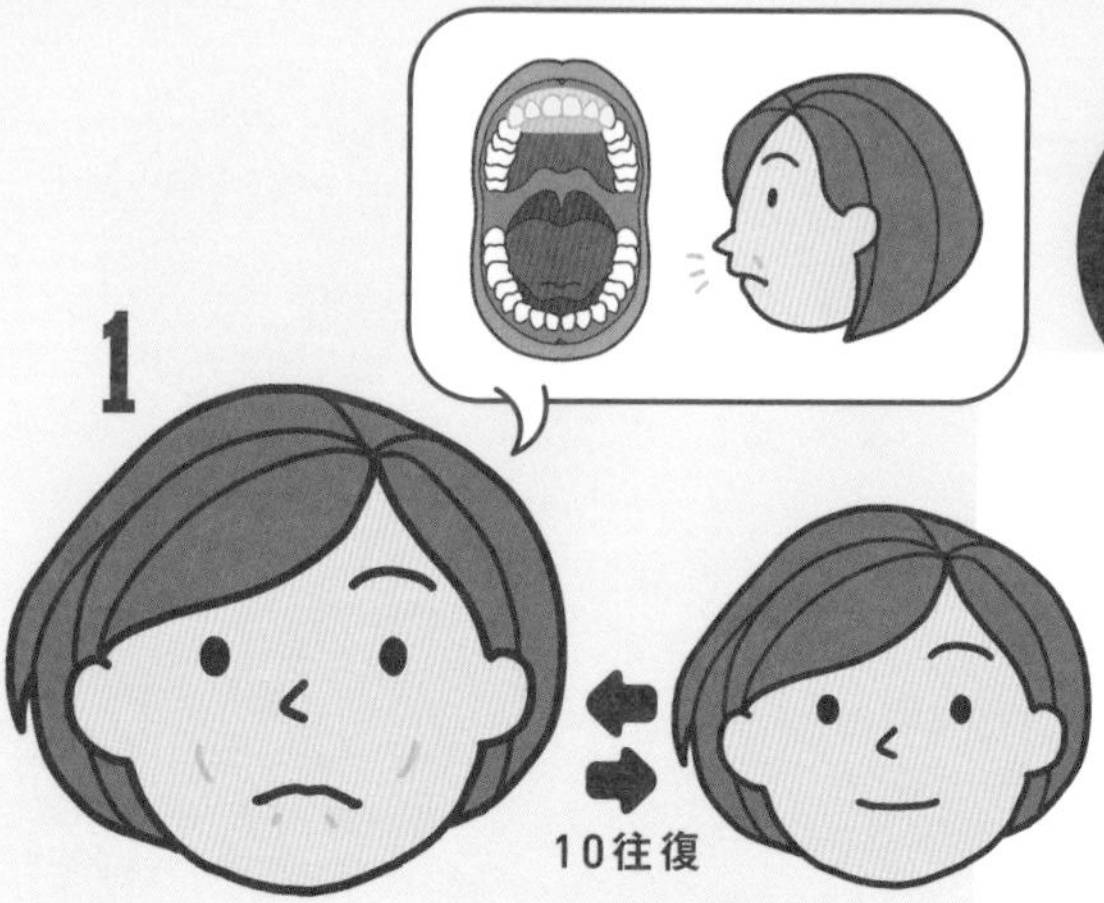

上の歯をきれいにする

30ml程度の水を口に含み、口を閉じます。そのまま口に含んだ水を上の歯に向けて、クチュクチュとできるだけ大きな音になるように強く速くぶつけます。10回ぶつけたら、水を吐き出します。

2

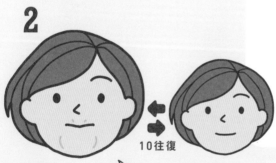

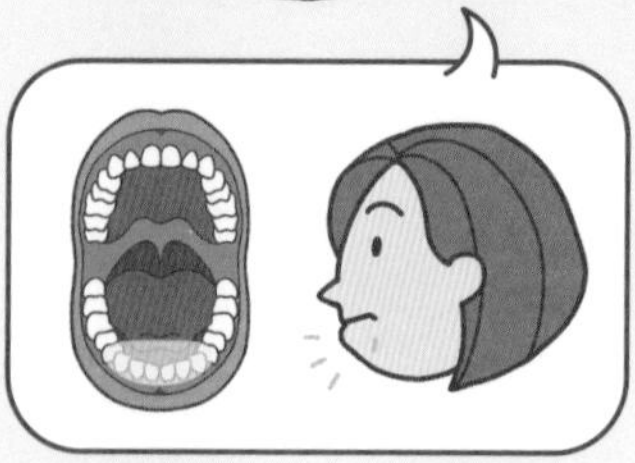

下の歯をきれいにする

同じように口に水を含み、その水を下の歯に向けて、1と同じように強く速くぶつけます。10回ぶつけたら、水を吐き出します。

3

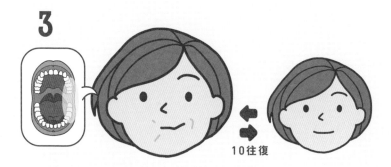

左の奥歯をきれいにする

同じように口に水を含み、その水を左の歯に向けて、強く速くぶつけます。10回ぶつけたら、水を吐き出します。

4

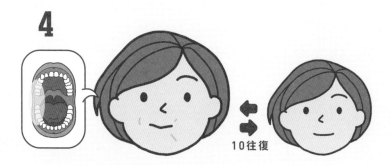

右の奥歯をきれいにする

同じように口に水を含み、その水を右の歯に向けて、強く速くぶつけます。10回ぶつけたら、水を吐き出します。

「かみかみリズム体操」＋「毒出しうがい」を2週間試してみた（体験談）

噛み方がわかった気がして、
いつもよりよく噛めているのを
実感しています！

40代・男性

食べ疲れが減った気がしますし、
滑舌もよくなったように
感じています。

20代・女性

肉を食べるのがしんどくなくなった。
最近、
食事をするのが楽しいんです。

70代・男性

食事の際、よくムセていたが
最近あまりなくなったような気が
します。グミも好きになりました。

70代・女性

◎「かみかみリズム体操」の効果を上げるためのコツ

1日2回の「かみかみリズム体操」を行っていく上で、ポイントがあります。
基本は無理ない範囲で続けることです。具体的には、次のようなことになります。
◆痛みが出てきたらすぐに中止してください。
◆無理して飲み込まないよう、ゆっくりでもいいので、しっかりと細かくしてから飲み込んでください。
◆強く噛もうとせず、ふだんの食事と同じくらいの強さで噛んでください。
◆かたいグミを噛めばいいというものではありません。噛みごたえチャートのついているものは、その数値を参考にしながら、疲れないグミで行ってください。
◆糖尿病などの持病がある人、歯がぐらぐらしているなど口内に疾患がある人は、医師に相談のうえ行ってください。

どのような健康法も効果を継続するには、続けることが大切です。

自分のペースで無理なく行っていきましょう。

また、1日ぐらい忘れても大丈夫です。

毎日続けることや忘れてしまったことがストレスになってしまっては逆効果です。

「おいしく、楽しく、健康に」がこの「かみかみリズム体操」のキャッチフレーズなのですから。

◎これでスッキリ！「毒出しうがい」のポイント

「かみかみリズム体操」を2セット行ったあとに行うのが「毒出しうがい」です。

口に含む水は30ミリリットルほどですが、水が多すぎると口が動かしづらくなり、逆に少なすぎると洗浄効果が小さくなります。

口のなかで水をかきまわしてみて、全体に水がまわるくらいが適量です。**小さなお子さんの場合は10〜15ミリリットル**で行ってください。

水が理想的ですが、お茶でも構いません。


この「毒出しうがい」を、「かみかみリズム体操」を終えたのちにセットで行うと、さらに口まわりと舌が鍛えられて、気になるグミの食べかすもきれいに落とすことができます。

毒出しうがいは、吐き出すのが一番いいのですが、**吐き出す場所がない場合は、飲み込んでしまっても構いません。**

ただし、重度の歯周病の人は、歯周病菌のひとつであるPorphyromonas gingivalis（ポルフィロモナス・ジンジバリス菌＝以下ジンジバリス菌）が、飲み込んだときに、腸まで達して腸内環境が悪化する危険性がありますので、注意が必要です。

歯周病は、歯を支える骨を溶かし、重症化すると歯をなくす原因ともなる恐ろしい病気です。

これを機会に、一度デンタルチェックを受けていただき、歯周病の有無を確かめてみてはいかがでしょうか。

「毒出しうがい」は、「かみかみリズム体操」のあとだけでなく、飲食のたびに行うのもおすすめです。むし歯や歯周病予防だけでなく、歯が着色しにくくなったり、口臭予防にも役立ったりします。

ただし、「毒出しうがい」だけで歯みがきをしなくてもいいというわけではありません。毎食後はあくまで歯みがきをすることが前提で、食後の歯みがきをラクにする知恵と考えてください。

◎「舌ポジリセット」で舌が目覚める！

では、ここからは、「かみかみリズム体操」のメリットについて説明していきます。

「かみかみリズム体操」をはじめると、「舌ポジリセット」に戸惑う人が意外といます。

「舌ポジリセット」の役割のひとつが、舌を正常な位置に戻すこと。でも、どこが正常な舌の位置なのか、知らない人が意外と多いのです。

まず、**正常な舌の位置は、口を閉じたとき、舌が上あごにぴったりとくっつく位置です。そして舌先は、116ページの図の「●」がある、上あごの裏あたり**がちょうどよいとされています。

ただ、口を閉じたときに、舌が下あごにだらりと落ちてしまう人がいます。

専門的には、「低位舌《ていいぜっ》」という状態ですが、こうなると、53ページで述べたような、口がぽかんと開いてしまう状態になりやすくなります。舌の筋力が落ちているシグナルであり、万病のもとになる口呼吸にもつながりかねません。

そこで、「かみかみリズム体操」では、舌をしっかりと上げる意識を持っていただくために、舌でグミを歯ぐきの裏側にぐっと押し付ける動作を最初に組み込んでいます。

「舌ポジリセット」で、舌をしっかりと目覚めさせておかなければ、その後の飲み込みなどに危険がともなう場合もあり得ます。

あなたの正しい舌のポジションは?

いま、 あなたの舌はどこにあるか、 確かめてみてください。 舌の筋力をつけることによって、舌が正しい位置にいきやすくなります。

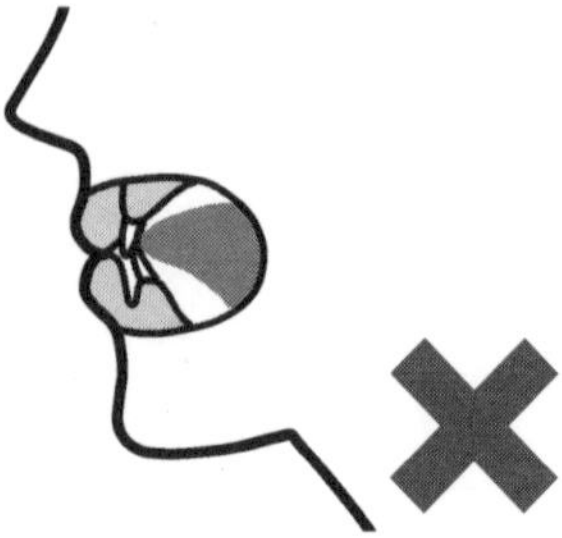

舌先が前歯の裏側に
当たっている

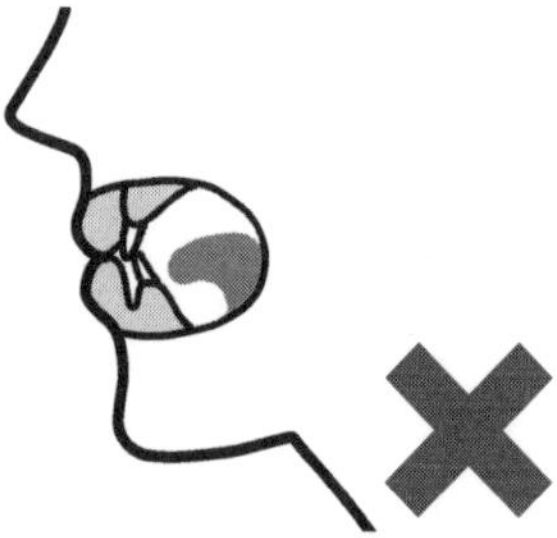

舌先がどこにも
触れていない

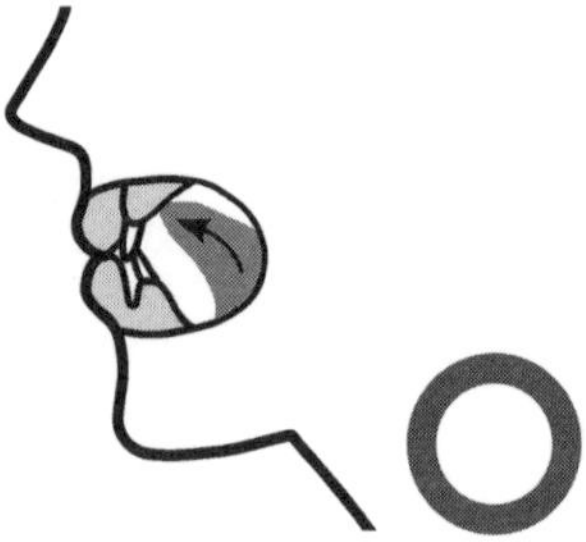

舌先が上あごに
ぴったりとついている

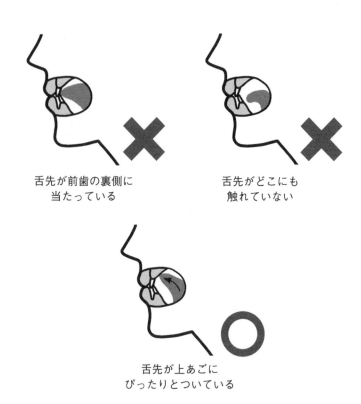

だからこそ、最初に舌をぐっと持ち上げて「起こして」おくと、そのあとに噛んだり、ごくんと飲み込んだりするとき、舌の筋肉が活性化しているので安心というわけです。

舌をぐっと押し付けて10秒間キープしたとき、疲れを感じたなら、舌の筋力が弱っている証拠です。

ですが、**「舌ポジリセット」によって、舌を正常な位置に戻していくことができますから、しっかりと舌を動かす体操を続けて、ふだんから舌の位置を意識することも大切**になります。

◎舌が元気なら食事を楽しみ長生きできる

「入れ歯なのでグミが食べられない」という人もいるかもしれません。

そんな人でも、歯がいくつか残っているなら、残っている歯でグミを噛んで行っても構いません。歯の本数や残っている歯の場所によって変わりますが、少し時間をかけて、自分のペースで噛んでいただければ大丈夫です。

注意深くゆっくり、細かくなるまでチャレンジしてください。

また、ここまで述べたように、「かみかみリズム体操」は、グミを使って舌のトレーニングからはじめますが、それは多くの人に、まず舌を鍛えてほしいという思いがあるからです。


たとえば、まだ歯が生えていない乳幼児が、なぜ離乳食を食べられるのかというと、舌で食べ物をこねたり、押し付けたりしながら、飲み込めるからです。

じつは、**口の機能を維持するには、「舌の力（舌圧）」がもっとも大事**だということが、さまざまな学術的なデータからあきらかになっています。

子どもからお年寄りまで、口の力を判断するためにいちばん信頼度が高い基準とされるのが、「舌の力」なのです。

ということは、「舌の力」を鍛えてあげれば、口年齢はキープできるわけです。

だからこそ、「かみかみリズム体操」は、ガムではなくあえてグミを活用し、舌で押し付けるなどの動作を取り入れています。

舌を鍛えることからはじめられるのが、この体操の特徴であり、最大のメリットといえるのです。

加えて、グミはおいしく食べられますから、舌を鍛えたあとに、「3・3・7拍子噛み」で、口全体を鍛えるプロセスも組み入れています。

人間は舌さえ元気なら、いつまでも食事を楽しむことができ、バランスよく栄養を摂取できて長生きでいられます。

この事実は、案外多くの人に知られていません。

そこでまずは、「かみかみリズム体操」によって「舌を鍛える」という意識を持ってください。

最初はうまく噛めなくても、自分のペースで続けていけば、口の健康にとって必要な効果を十分得ることができるはずです。

◎口を動かして舌を鍛えれば腸内環境も整う

口全体を動かしていると、歯まできれいになることは案外知られていません。

歯は、みがかなければきれいにならないと思われがちですが、実際はそれだけではなく、口を動かしていないとさらに汚れがこびりついてしまうのです。

コロナ禍で注目されたのが、ふだん舌などが汚れている人ほど重症化しやすいという事実でした。マスク生活によって、口をあまり動かさなくなったことも原因のひとつとして考えられるでしょう。


口内環境が悪化すると、肺炎を引き起こしやすくなります。

なぜなら、口のなかの細菌などが誤って肺に入り込み、炎症を起こすことがあるからです。

これを「誤嚥性肺炎《ごえんせいはいえん》」といい、死亡原因として上位に入る疾患（病気）です。

そもそも、なぜ「誤嚥（食べ物が誤って喉頭と気管に入ること）」が起きるのかというと、口まわりやのどの筋肉が衰え、ものを排除させる反射が鈍っているからです。

口や舌をあまり動かさない寝たきりの人などは、唾液の分泌が減り、口内がつねに渇いた状態になることで、口内の衛生状態がとても悪くなります。

そのため、**誤って誤嚥したときに、口のなかの悪玉菌が肺に入り込んでしまい、悪さをしてしまいます。**

誤嚥性肺炎は、高齢者の定期接種である肺炎球菌ワクチンでは完全に防ぐことが難しいため、ふだんから口内環境を清潔に保つしかありません。

さらに最近の研究では、口のなかの菌は腸にまで入り込むこともわかってきました。歯周病菌のなかでも強力とされる一部の菌は、胃を通り抜けて腸に達し、腸内環境を乱していることがあきらかになっています。

よく**腸内環境の重要性が叫ばれますが、腸内環境はそもそも口内環境からはじまります。**

すべての食べ物の入り口は口ですから、これは当然といえば当然のことですよね。

そこで、「かみかみリズム体操」で口をしっかり動かして、「舌の力」を鍛えて唾液をたっぷりと出すことで、口内環境を整えることがとても大事になります。

「噛む力」はもちろん大事。ただそれだけでなく、舌をしっかり鍛えることで口内環境を整えることが、健康にとってはとても重要なことです。

みなさんの舌に対する意識を変える意味でも、わたしは、「かみかみリズム体操」が多くの人の健康を支えるいい習慣になると考えています。

◎「毒出しうがい」とセットで口がもっと強くなる

「かみかみリズム体操」とセットで、行う拙著『毒出しうがい』（アスコム）で提案した、オリジナルのうがい方法「毒出しうがい」。

これを行う理由は、大きくふたつあります。
・むし歯予防
・口まわりの筋肉や「舌の力」を鍛える

「毒出しうがい」を行うことにより、グミの食べかすがきれいにとれます。

また、食後、酸性に傾く口のなかを中性へと、素早く戻してくれます。

私たちの口のなかは、糖質によって酸性に傾く傾向があります。

pHとは、酸性とアルカリ性の度合いをあらわしたものです。

pH7が中性で、そこから数値が高くなればアルカリ性に傾き、低くなれば、酸性に傾きます。

pH5・5以下だと、歯の表面を守るエナメル質が溶け出す脱灰《だっかい》と呼ばれるものがはじまり、これを繰り返すことが、むし歯の原因となります。

ただ、歯の表面も傷つきっぱなしではなく、唾液が口のなかを中性に戻し、歯の表面を修復してくれます。

これを「再石灰化」というのですが、これを十分に機能させるためには、できるだけ早く、口のなかを中性に傾きやすくすることが大切です。

そのため、むし歯予防の観点から「毒出しうがい」をし、グミを食べたあと酸性に傾いた口のなかを、中性に戻すというわけです。

むし歯には、歯冠《しかん》う蝕《しょく》（エナメル質に穴が開くむし歯）と、根面《こんめん》う蝕（根元のくびれた部分の象牙質《ぞうげしつ》にできるむし歯）があります。

根面う蝕は、加齢などによって歯ぐきが下がり、エナメル質に覆われていない象牙質がむき出しになることで増える傾向にあるため「大人むし歯」ともいわれています。

象牙質はエナメル質より酸に弱く、pH6・5以下で溶けはじめるので注意が必要です。

さきほど、糖質によって酸性に傾く傾向があるといいましたが、お米やパンなど、甘くない食べ物にも糖質は含まれます。

そのため、たとえば**飲み会などでダラダラと食事をするのは、リスク**があります。

お酒を飲むときには、健康面からチェイサーとして水をこまめに飲みましょうといわれていますが、口のなかのpHを中和し、むし歯を予防するという観点からもおすすめです。

水を含み、ゆっくりでいいので「毒出しうがい」の動きを心がけると効果的です。お手洗いに立つたびに口をゆすぐだけでも、歯の健康を守ることができます。

また、「毒出しうがい」で強く速く水を歯にぶつけるためには、水を含んでしっかりと舌でキープしなければなりません。

舌で水を押し出す力が弱ければ、強く速く水をぶつけられず、水を受け止める力が弱ければ、口から飛び出してしまうからです。

そのため、「毒出しうがい」をすると、口まわりの筋肉をしっかりと動かしながら、同時に「舌の力」をかなり鍛えることができます。

つまり「かみかみリズム体操」とセットで行うと、口や舌の筋肉を複雑に動かすことができるというわけです。

食べた直後は、口のなかが酸性に！

以下のグラフは、食べたあと、口のなかのpHがどのように変化していくかを表した、ステファンカーブというものです。グラフのように、食事をすると、すぐに口のなかは酸性に傾いていきますので、なるべくはやくケアすることが大切です。

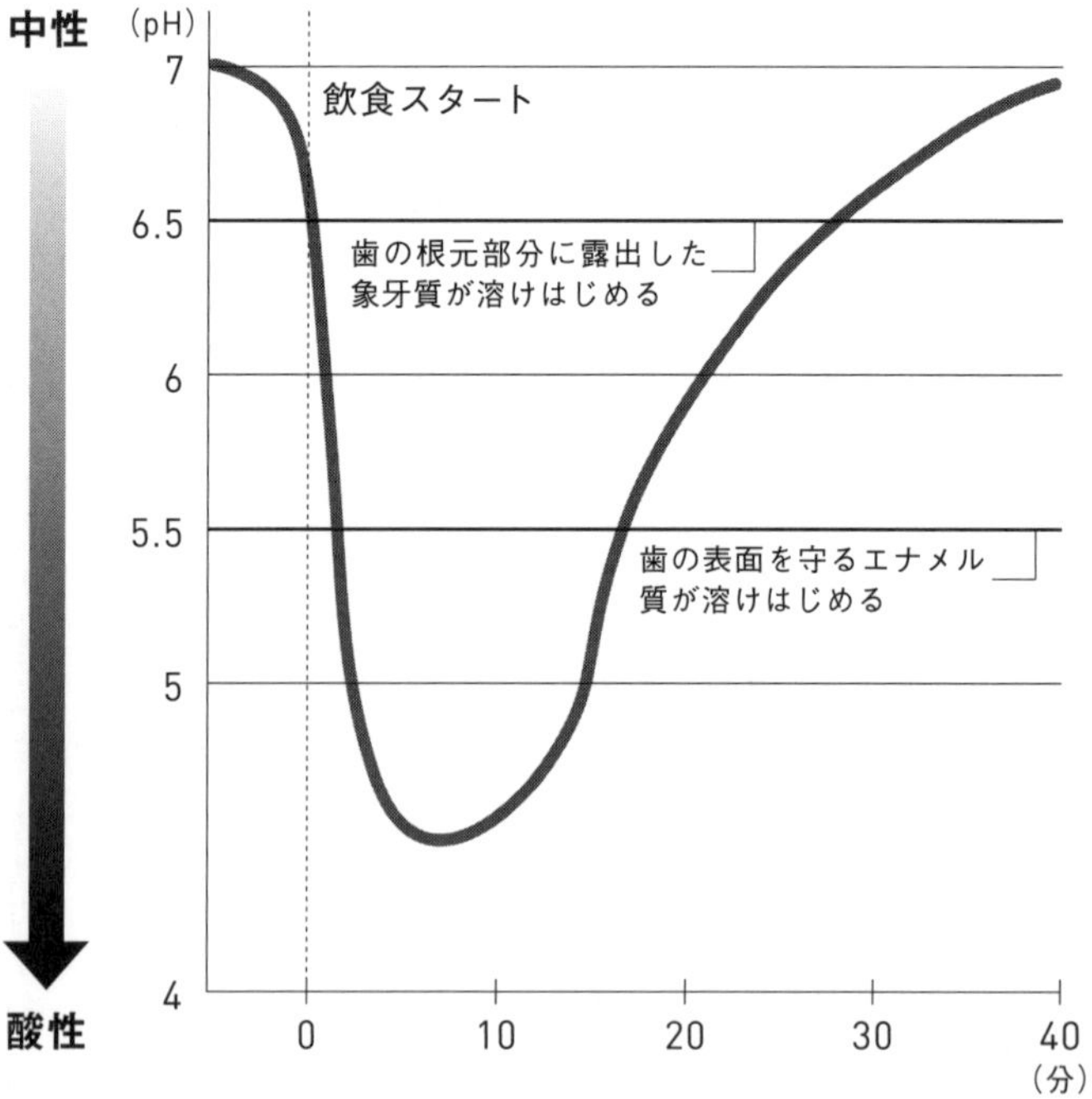

第4章

「かみかみリズム体操」で心を整える

◎「口の老化」が改善すると、心が整うか調べてみた

今回、「かみかみリズム体操」を提案するなかで、ひとつ試してみたいことがありました。

それは、この体操をすることで、なにか精神面にいい影響を与えられないかというものです。

噛むことと集中力との関係や、リズミカルに噛むことによるストレスの軽減作用は、さまざまなところでよくいわれます。

そうであるならば、今回の体操でも同じようなことが期待できるのではないか——。

精神面にもいい影響を与えるのであれば、そのぶん「かみかみリズム体操」を行うモチベーションも高くなることが期待できますし、いろいろなシーンで活用できるの

ではないかと考えたのです。

そこで、今回の体操を2週間続けて行った人に対して、2週間前と後の自律神経の状態を、そしてその即効性を調べるために、体操を行う前と行った直後の自律神経の状態の2パターンを、「BA1000」というさまざまな大学病院などでも扱われている専門の機器で測定しました。

ここは、より深く考察するためにも、自律神経に詳しい専門家の意見もお聞きしようと、らいむらクリニック院長で、脳神経外科医の來村昌紀《らいむらまさき》氏に今回の書籍の監修を依頼して、データを見てもらうことにしました。

それでは、ここから第4章の最後まで來村先生に登場していただきます。

來村先生、よろしくお願いします。

◎「自律神経が整う」とはどんな状態？

みなさん、はじめまして。

らいむらクリニック院長で、脳神経外科医の來村昌紀です。

今回、照山裕子先生からお話を聞いたとき、率直に「興味深いことをされているな」という印象を受けました。

きちんと噛めることは脳に大きな影響を与え、「認知症の予防」にもつながることは、最近よくいわれるようになりましたし、**リズムよく噛むことが、幸せホルモンと呼ばれるセロトニンの分泌を促す**ということもよく耳にします。

噛むことと脳の働きには、なにかしらの相関関係があるのは確かではないかとわたしも考えていたところでした。

そんな折、照山先生からお話をいただき、測定したデータを拝見しました。

引き続き、モニターの母数を増やし、測定結果を確認していくことは必要とは思いますが、照山先生が考案した「かみかみリズム体操」は、相対的に見て、自律神経にいい作用が期待できるものだと感じています。

具体的なデータを見ていく前に、まずは「自律神経とはなにか」という点から、順を追って説明していきたいと思います。

自律神経とは、中枢神経と体のあらゆる器官をつないでいる末梢神経のひとつです。呼吸や血液循環、消化、体温など、生命の維持にとって非常に重要な機能をコントロールするために、意思とは関係なく24時間休まずに働き続ける、いわば体の司令塔のような役割を果たしています。

たとえば、暑くなったら、汗をかくように司令を送る。これは体内の温度が上がりすぎてオーバーヒートしないように、汗をかくことで体温を適切にコントロールしているわけです。

このように、各器官に自律神経が命令を与えることで、わたしたちは生命を維持しています。

自律神経には、体が活発に動いているときに優位になる「交感神経」と、リラックスしているときに優位になる「副交感神経」という2種類があります。

このふたつの神経のどちらかが環境や状況に合わせて優位になることで、わたしたちが生きるために必要なあらゆる機能を適切にコントロールしています。


そして、この自律神経は、精神面にも大きな役割を果たしています。

交感神経が優位に働くと、血管が収縮して心臓の動きが活発になり、血圧が上がっていきます。

それにより、興奮して活動的になります。

そのため、一般的には、日中の活動的な状況のときは交感神経が優位な状態になります。

一方で、副交感神経が優位になると、血管が拡張して、心臓の動きはゆるやかになり、血圧が低下して、体は休息モードになっていきます。

つまり、一般的には、夜になって睡眠に向かっていくときや、リラックスしているときなどは、副交感神経が優位になるということですね。

ただし、昼間は交感神経だけが働き、夜中は副交感神経だけが働くというわけではありません。

「優位」というのは、「ちょっと高い程度」と考えていただくとイメージしやすいでしょう。

日中でも、仕事や作業の休憩でリラックスしているときは、ちょっとだけ副交感神経が優位になり、また仕事や作業に戻ると、交感神経が優位になるというわけです。

また、ストレスがかかると交感神経が優位に活動します。

それはストレスを受けたときに、ストレスに負けない態勢をつくるため、体を活発化させるからです。

「副交感神経を優位にするために○○しましょう」などといわれるのを、聞いたことがないでしょうか？

これは現代人がストレス社会に身を置き、交感神経が優位に働きすぎているためにそういわれているだけで、**決して副交感神経が優位であることが正義で、交感神経が悪というわけではありません。**

仕事や作業などで活動的に動こうとするときには、交感神経が優位に活発に働かなくてはなりません。

それなのに、交感神経がうまく働かないと、やる気が出ない、集中できない状態になってしまいます。

その最たるものが、うつ病です。

逆に、夜はリラックスして体を休めないといけないのに、交感神経が活発に働き、副交感神経が優位になっていない場合、体はつねに活動的になっているので、心身ともに疲れてしまうというわけです。

さらに、交感神経と副交感神経のどちらが優位に働いているかだけでなく、それぞれが活発的に働いているかどうかも重要なポイントです。

休まなくてはならないときに、交感神経よりも副交感神経が優位になっていたとしても、副交感神経の活動があまりなされなければ、体はさほどリラックス状態になっていないということです。

つまり、ふたつの神経が必要なときに、必要な分だけ働くことが大切なのです。

よくいわれる、**「自律神経が乱れた状態」というのは、ふたつの神経が必要なときに必要な分だけ働いていない状態**といってもいいでしょう。

◎「かみかみリズム体操」が心の安定につながる？

では、いよいよ「かみかみリズム体操」に話を移していきましょう。

まずは、体操を2週間試した5人のモニターのみなさんについてです。

「BA1000」という機器では、平均心拍数、交感神経と副交感神経のバランス、自律神経がどれだけ活発に動いているのかといった測定データから、「自律神経スコア」という、ある種、総合偏差値的な値を求めることができます。

また、ストレス対処能力、精神的ストレス、疲労度、身体的ストレス、心臓安定度という5項目をグラフとして表すことができます。

5人のモニターのみなさんのスコアとグラフは、この項目の最後に記載します。

結論からいうと、**「かみかみリズム体操」を継続することで、精神的な安定が期待できるという結果が出た**ように思えます。

もちろん、今後も継続的かつ、年代も幅広くリサーチしていく必要性はありますが、すべてのモニターの自律神経スコアがアップしており、五角形のバランスもよくなっています。

交感神経が優位になると、精神的ストレスのグラフは悪くなる傾向があるようですが、これはその日、そのときの活動状況にもよるため、悪くなっている人でも、先ほど述べたように、交感神経が優位なことが一概に悪いとはいえません。

そのほかの値は改善しているので、悪くはない結果になったといえます。

これは「かみかみリズム体操」そのものの効果ももちろんあるでしょう。

それに加えてアンケートを見ると、「この体操をしてからリズムよく噛むことが楽しくなり、ふだんの食事もリズムよく噛むようになった」「いつもの食事をよく噛むようになった」という意見があります。

この体操がいい習慣づけとなり、日常的に噛む回数が増えたことも大きな要因のひとつと考えられます。

「かみかみリズム体操」を2週間続けて自律神経の変化を調べてみた

今回、5人のモニターの方に、2週間、毎日「かみかみリズム体操」を続けてもらい、「BA1000」を使って自律神経の変化を測りました。実際には、交感神経、副交感神経のバランスや自律神経の活性度を表す数値、脈拍など、さまざまな数値が出ていますが、ここではわかりやすい部分を抜き出してご紹介します。

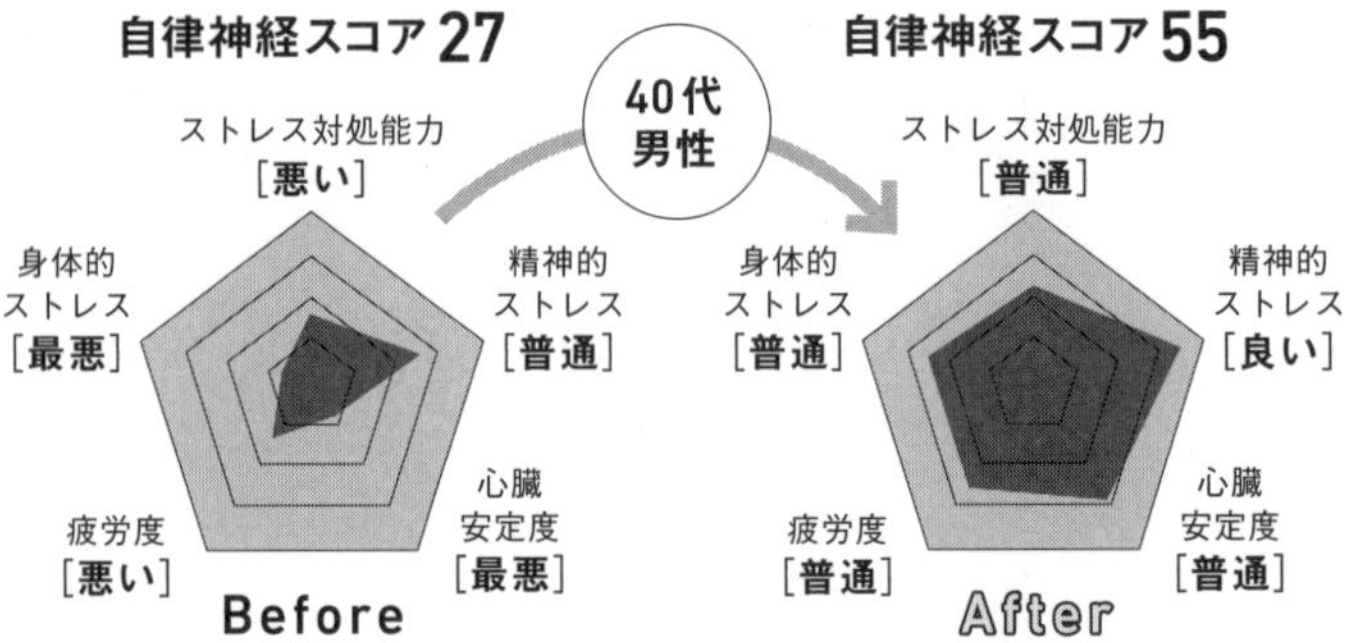

\ 來村先生からひと言 /

もとの数値が非常に悪すぎるために、顕著に効果が出たのではないでしょうか。自律神経も活発になっており、交感神経、副交感神経のバランスもよくなっています。

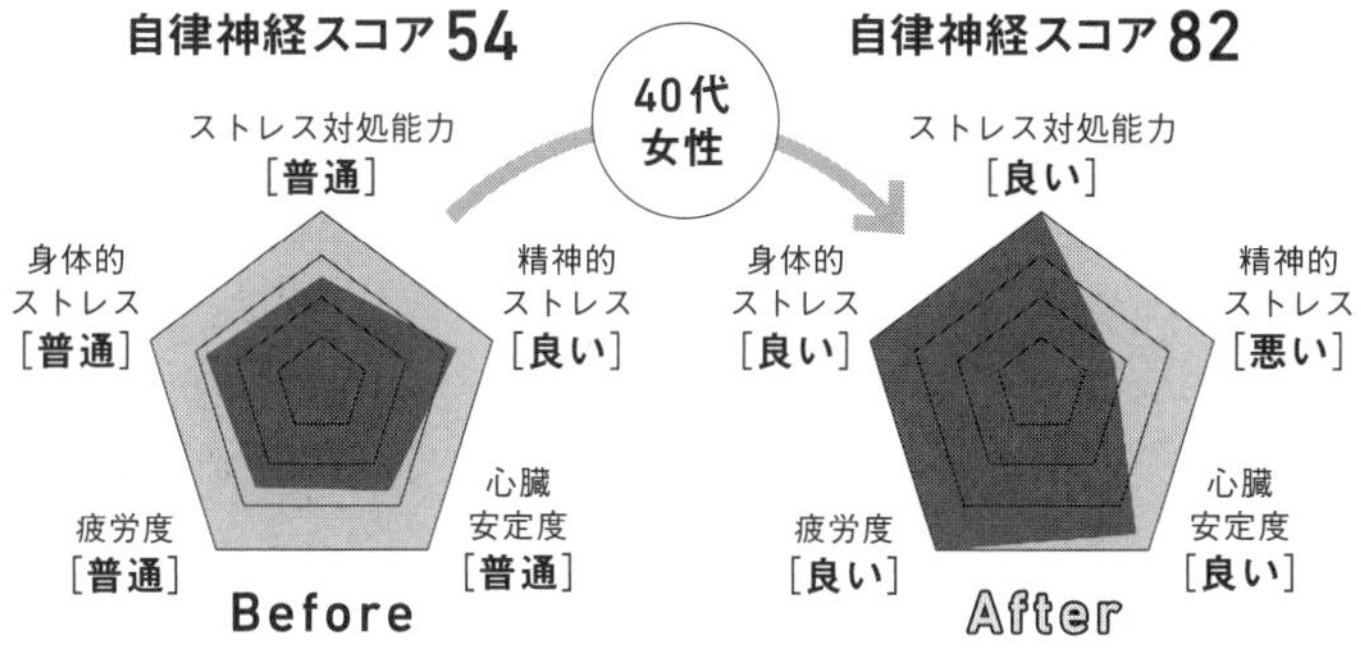

\ 來村先生からひと言 /

交感神経が優位になっているので、精神的ストレスのところだけ極端に減っていますが、ほかの数値が改善しています。自律神経の活性度も、平均以上になっていましたし、いい状態で、活動モードになっているのではないでしょうか。

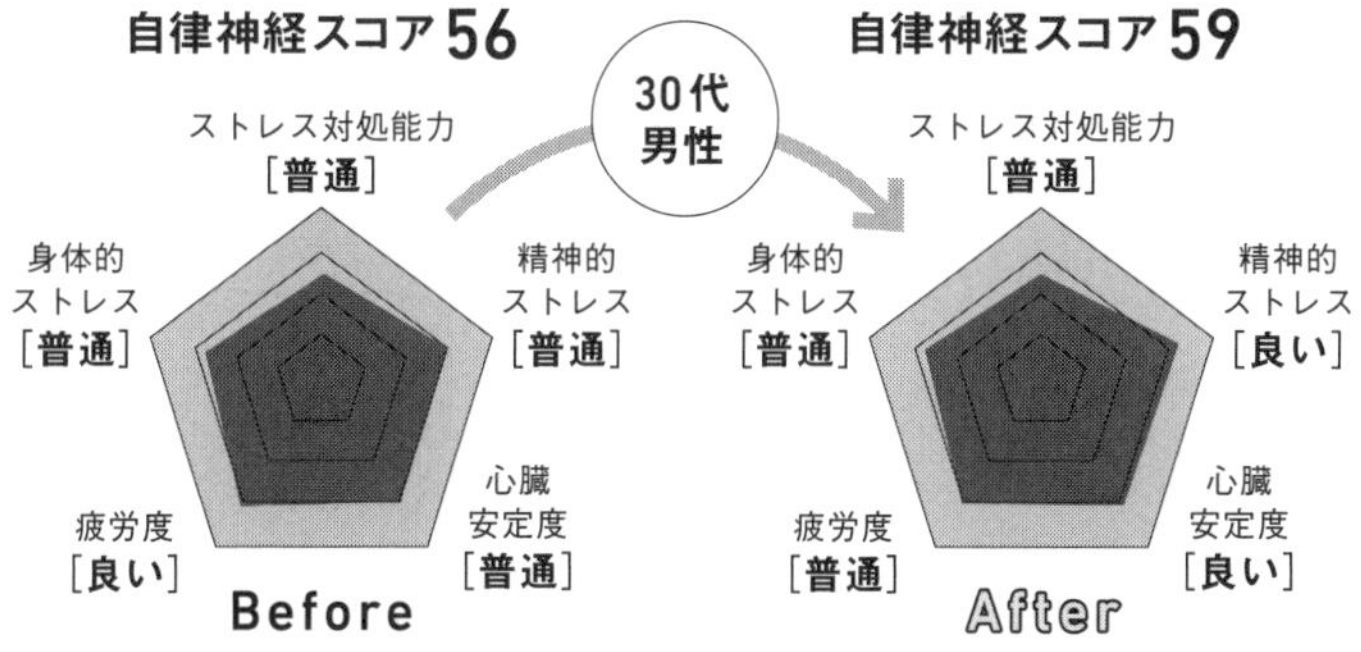

\ 來村先生からひと言 /

体操により、副交感神経の値が上がっており、自律神経スコアもわずかながら上がっています。気分を落ち着けるのに、体操が役立ったといえるでしょう。

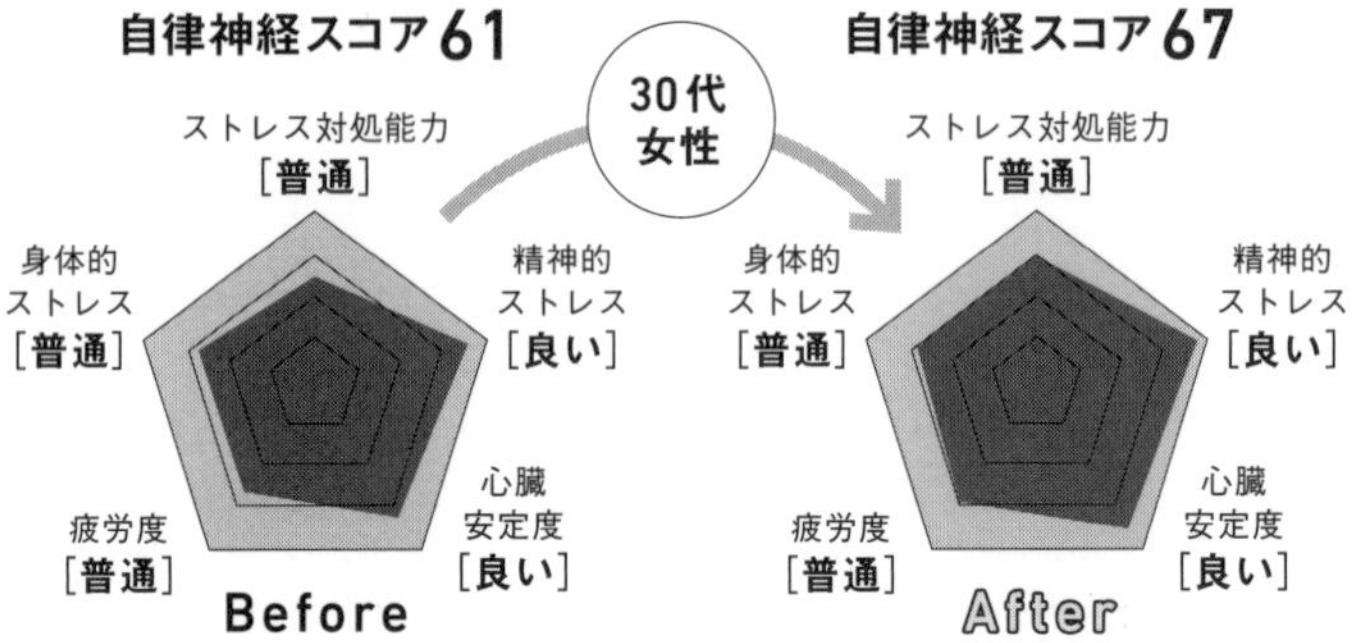

＼ 來村先生からひと言 ／

もともと非常に自律神経が安定している人ですが、より五角形が大きくなっています。変化は小さいですが、もともと非常によかった人が悪化していないということは、この体操を続けることによる悪影響は起きにくいということをあらわしているともいえるでしょう。

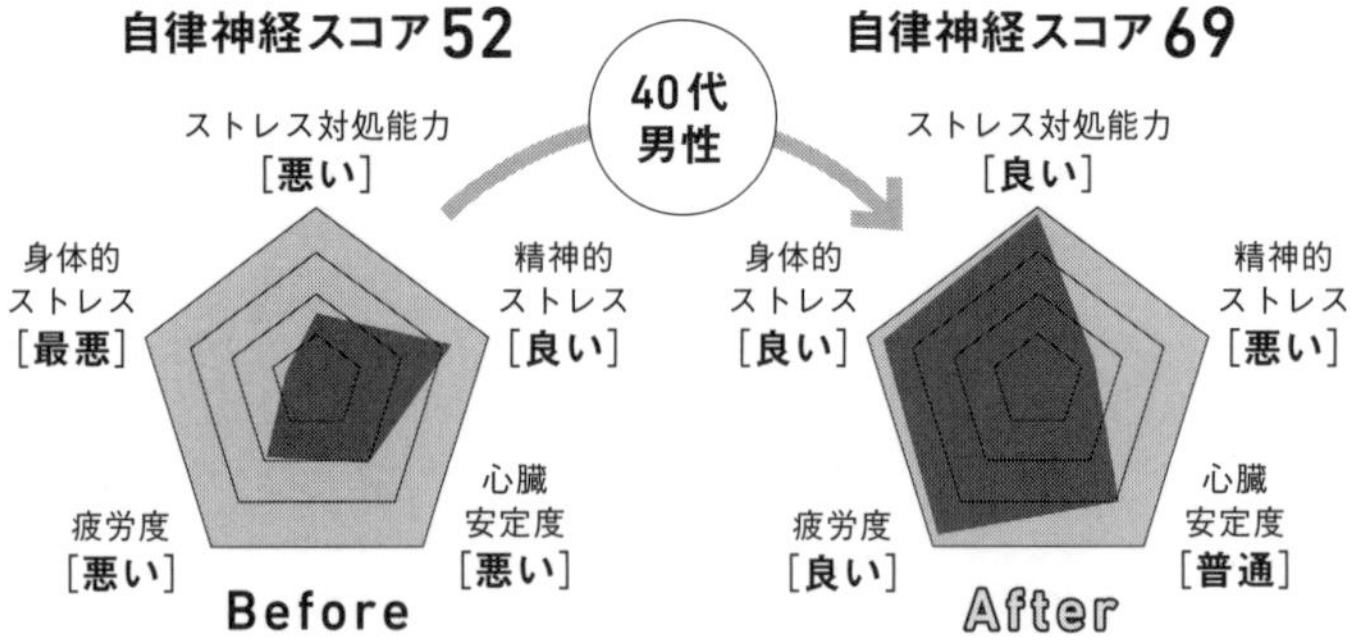

＼ 來村先生からひと言 ／

交感神経が上がっているため、精神的ストレスの値は下がっていますが、そのほかの値は改善しています。自律神経も活発になっており、気分の乗っている状態といえるでしょう。

◎やる気を出したいときに「かみかみリズム体操」

では、照山先生が行った「かみかみリズム体操」のもうひとつの実験について考察していきましょう。

今回、20代〜60代の男女21人が、次にある❶〜❸の流れで実験を行いました。

❶自律神経の数値を測る
❷「かみかみリズム体操」を行う
❸その後すぐに自律神経の数値を測る

「かみかみリズム体操」によって瞬時にどのような効果が自律神経にあらわれるのかを、こちらも同様に「ＢＡ１０００」を使って調べました。

その結果、約6割の人の自律神経スコアが上がっていました。

ただし、その多くの人の交感神経が優位になっており、**リラックス状態というよりは、気分が乗っている状態になっていた**と考えられます。

株式会社明治と、青山学院大学理工学部電気電子工学科の野澤《のざわ》昭雄《あきお》教授が、一般社団法人日本官能評価学会2021年大会で次のような研究結果を発表していました。

「咀嚼運動様相（食品摂取時のあごなどの動き）が異なる3種類の食品（グミ、ガム、ラムネ菓子）について、摂取前後の生理・心理・行動計測を実施した結果、ガムと比較してグミは、快適感が有意に向上するとともに、交感神経系活動の持続的亢進（活動的な状態）を促すことを確認した」

簡単にまとめると、グミを噛んだことで、快適かつ、活動的な状態になったということを意味します。

お気づきのように、「かみかみリズム体操」も同じようにグミを噛んで行う体操です。明治と青山学院大学理工学部電子工学科が出した論文の結果と、照山先生が行った実験結果をあわせて考えると、以下のようなことが考えられます。

それは、「かみかみリズム体操」は、**大事な会議や打ち合わせ前はもちろんのこと、面倒な家事をするとき、または、なんとなくやる気が出ないときに行うと効果を発揮する**のではないかということです。


一方、4割の人にはあまり効果がなかったのですが、その理由を挙げるなら、これまでやったことのない運動を、はじめて見る測定機器で行ったということが、多少なりともストレスになったと推測できます。

先に記した、2週間による継続的な体操を行った実験を踏まえても、やる気を出したいときや、パフォーマンスを上げたいときなどは、「かみかみリズム体操」を生活のなかにうまく習慣づけて続けていくことで、より効果が期待できるのではないでしょうか。

第5章

口が強くなれば、ここまで健康になれる

◎口まわりを動かすだけで顔色が明るくなる

第5章では、「かみかみリズム体操」を続けることで、ほかにもまだ得られるいい効果について紹介しましょう。

まず、「かみかみリズム体操」を続けることで「噛む力」が強くなると、なにより美容効果が高まることは見逃せません。

口をしっかり動かすということは、口まわりにあるたくさんの筋肉を動かせているということです。それによって**血流がよくなると、肌の色がいきいきとした印象になり、顔全体が明るくなっていきます。**

たとえば、筋力トレーニングをしている人は、肌が滑らかできれいなことも多いですが、それは筋肉が鍛えられることで全身の血流がよくなり、肌を再生する成長ホルモンなども分泌されるためです。

同じように、口まわりや舌も筋肉ですから、しっかり動かせば顔色がよくなり、ハリも出てきます。逆に、あまり動かしていなければ、血色が悪くなったり、たるんだりしてしまうのです。

男女ともに目元や頬のたるみ、ほうれい線などは気になるものですが、これらも口まわりの筋肉（口輪筋）が衰えることで、口角が下がってくるなど、年齢とともに老化していきます。

口輪筋は、ふだんあまり意識して動かすことがない筋肉ですが、重要なのは、この**口輪筋からいくつもの「表情筋」が放射状に伸びている**ことです。

要するに、口まわりがたるんでくると顔全体の筋肉に影響し、老け顔になったり、表情の乏しい顔になったりするわけです。

「かみかみリズム体操」で引き締まる筋肉

「かみかみリズム体操」は、「口の老化」を防ぐと同時に、顔の筋肉を引き締め、老け顔防止にもつながります。

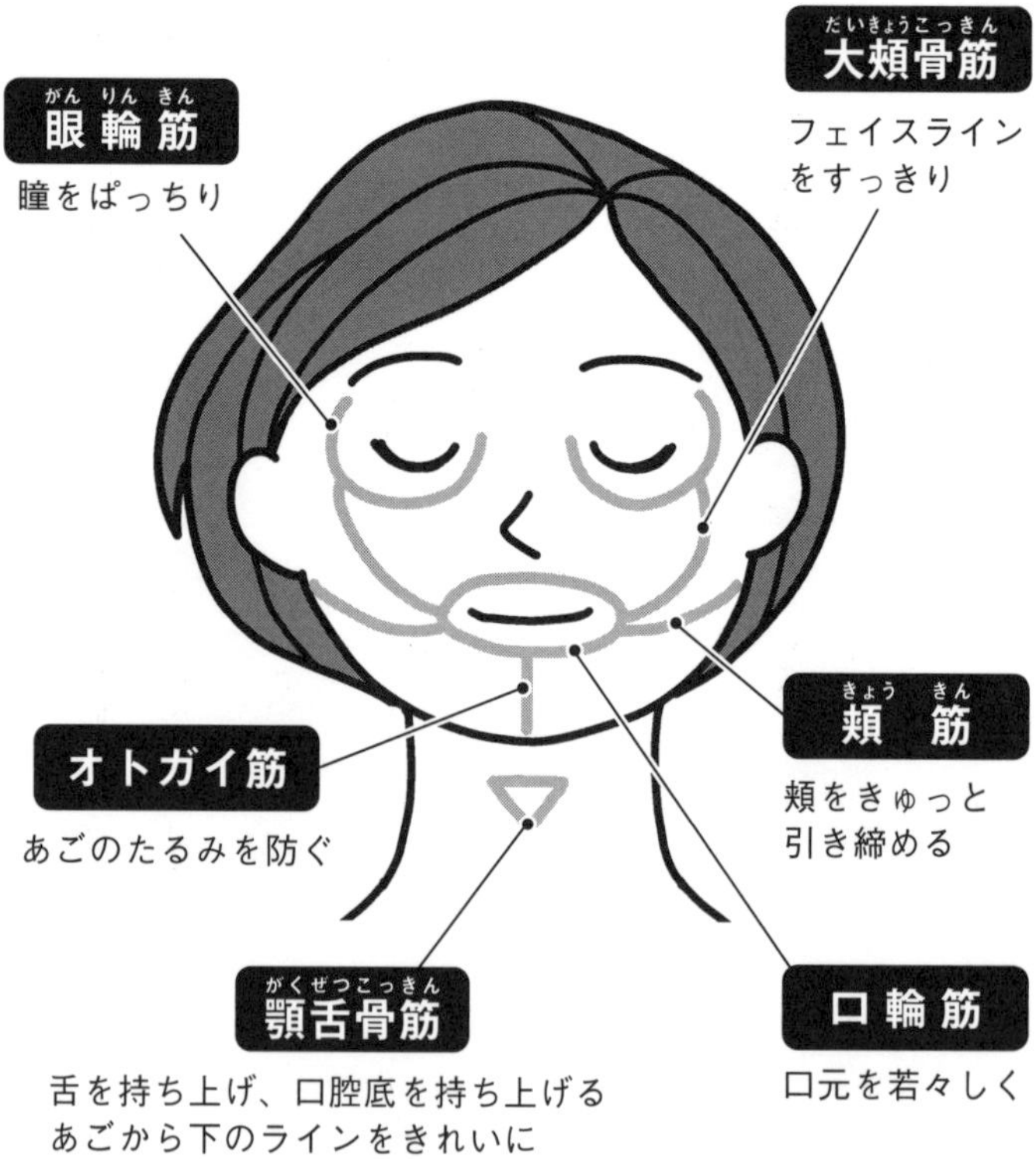

そんなとき、「かみかみリズム体操」と「毒出しうがい」なら、口まわりを大きく動かしますから、続けることで「4つの口の力」が鍛えられるだけでなく、肌にハリが出てきて表情が明るくなります。

実際に、「毒出しうがい」を考案したときにも、「2週間続けただけで口角が上がった！」といった、ビフォアー・アフターの体験談がたくさん寄せられて、大きな話題になりました。

よく美顔マッサージなどに取り組む人がいますが、毎日「かみかみリズム体操」と「毒出しうがい」をするなかで、噛んだり動かしたりしていると、顔は自然といきいきとした感じになっていきますので、普段の生活からまずは整えることが大前提になります。

口まわりの筋肉をしっかり動かすことは、健康面はもとより、美容面でもとてもメリットが大きいことなのです。

◎口が健康なら「ピンク色の歯ぐき」も手に入る

口まわりの美容については、「歯ぐきをきれいに見せたい」というニーズが、いま老若男女いずれにも増えています。

ホワイトニングなどで歯を白くしたときに、次は歯ぐきの色が気になってしまうのかもしれません。

ピンク色の歯ぐきにして、口元をより明るく美しくする方法を知りたい人が増えているのだと思います。

むかしからいわれていることですが**「歯周病」を治せば、歯ぐきはきれいになります。**

歯周病は、歯と歯ぐきのすき間にできた歯周ポケットのなかで、歯周病菌が繁殖することで炎症を起こしますから、まず悪化する前に気づくことが大切です。

しかし、歯ぐきの部分だけが炎症を起こす「歯肉炎」は、ほとんど自覚症状がありません。

「ちょっと歯ぐきが赤くなっているけど大したことないだろう」「ちょっと血が出ているけど平気だろう」と、放っておく人がとても多いのです。

そこから歯周ポケットが深くなり、歯を支える骨が溶けはじめる「歯周炎」の状態になっていきます。このときには口臭も強くなり気づく人も増えますが、すでに症状が進行して抜歯にいたるケースもあります。


美しいピンク色の歯ぐきにするために、特別な方法があるわけではありません。

歯科医としていえるのは、なにより口のなかが健康な状態であればいいのです。

そこで、**「歯周病を改善すれば、歯ぐきは美しいピンクになりますよ」**とお伝えするのですが、意外にも多くの人が「えっ、そうなんですか？」と驚かれます。

「健康であること」と「美しくあること」が、表裏一体であるととらえられていないようなのです。

これには、これまでの啓発活動によって、歯周病の怖さばかりがひとり歩きしていたことも影響しているのかもしれません。

皮肉なことですが、そうした周知によって、多くの人は、逆に自分の口の状態に向き合うのが怖くなったり嫌になったりして、かえって歯科医院から足が遠のいた面があったのかもしれません。


ただ、**「かみかみリズム体操」で口まわりをしっかり動かし、「噛む力」や「舌の力」を鍛えていれば、土台となる歯ぐきも健康な状態に近づきます。**

血流がよくなり、食べ物から栄養も摂りやすくなります。

もちろん、歯をきちんとみがいたり、煙草をやめたりする大切さはいうまでもありません。

そんな口の健康に役立つことを続けていれば、自然とピンクの歯ぐきに近づいていき、美容の面でも満足いく結果を得られるはずです。

◎老け顔になる「顔のゆがみ」も予防・改善！

美容の面から、「顔のゆがみ」を気にされる人もたくさんいますが、**顔のゆがみは、おもに片側の歯だけで噛むくせがあることによって生じます。**

口まわりの筋肉は、放射状に表情筋へとつながっていますから、いわゆる「片噛み」の悪影響が、顔全体に及んでしまうわけです。

そうなると、まず噛むほうの目尻が下がり、目が細くなります。

そして、鼻の横のシワ（鼻唇溝《びしんこう》）が深くなり、それにともない、唇のラインが噛むほうへ向かって上がっていきます。

さらに、あご先（オトガイ点）も噛むほうへとゆがんでしまうのです。

ですが、「かみかみリズム体操」を続けていれば、顔のゆがみなどの予防や改善にもつながります。

偏って噛んでいると、顔がゆがむ⁉

表情は、顔の筋肉によってつくられるので、バランスよく筋肉をつけることが大切です。「かみかみリズム体操」で左右均等に噛むくせをつけましょう。

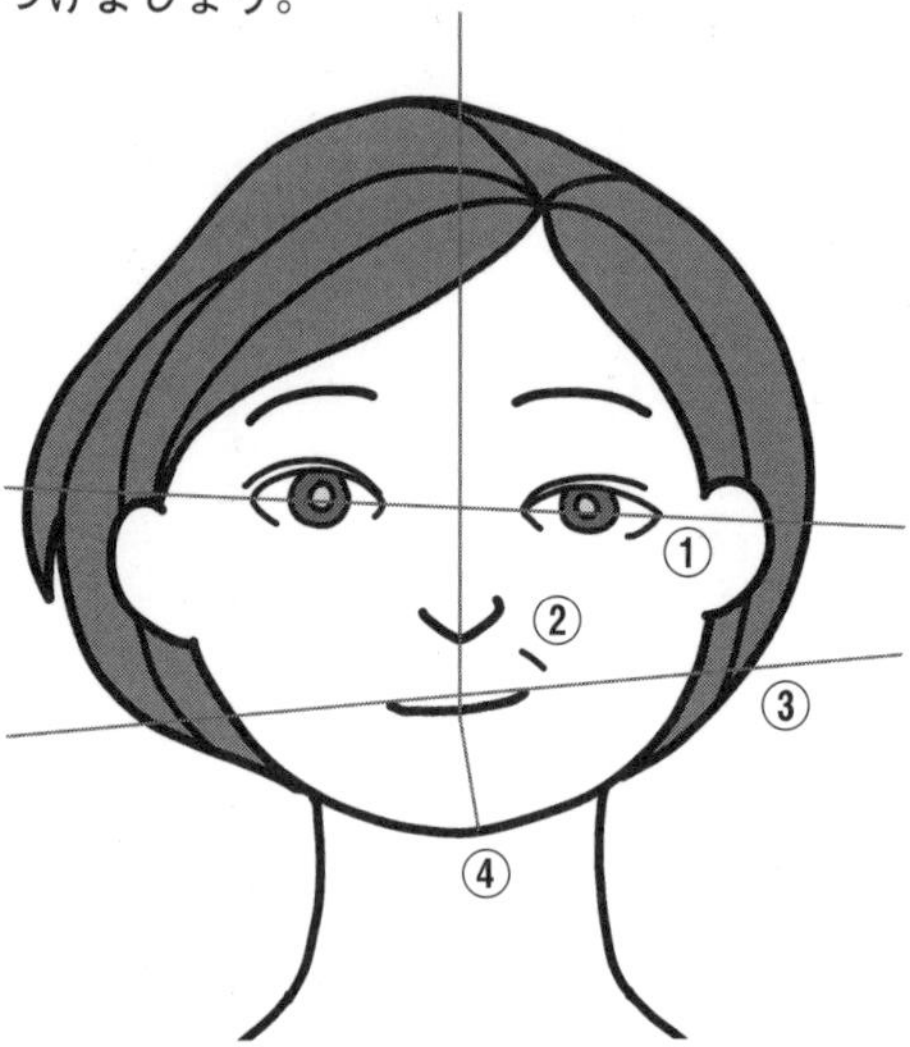

① よく噛んでいるほうの目が細くなり、目じりも下がる
② 鼻唇溝（鼻の横、左右に伸びている八の字型の溝）は噛んでいるほうが深くなる
③ 口唇ラインは噛んでいるほうに上方傾斜する
④ オトガイ点（あごの先、もっとも下のところ）は、噛んでいる側にゆがんでいく

「毒出しうがい」も同じです。

なぜなら、**体操ではグミを左右両方の歯で均等に噛むため、筋肉を意識的に均等に動かすことで、左右のバランスを正しく取ることができる**からです。

もちろん、顔のゆがみは首や肩まわり、背中、腰へと全身へつながっていますから、たとえば僧帽筋《そうぼうきん》のバランスがよくなることで肩こりなども緩和されますし、姿勢を正しくすることにもつながっていくでしょう。


多くの場合、片噛みになってしまうのは、気づかないうちのくせが原因です。

また、片側の歯がむし歯になることで、それを避けるように、逆側ばかりで噛むようになる人もたくさんいます。たとえ治療して詰め物やブリッジにしても、いためたときの記憶が残っていて、片側で噛む習慣がいつまでも続いてしまうこともあります。

噛み合わせが偏ると、特定の歯にストレスがかかり、歯の表面に亀裂が入ることなどもあります。

そうしたひびからばい菌や食べかすが入り、むし歯が広がるのもよく見られます。

そこで、「かみかみリズム体操」によって、歯を左右均等に使う習慣をつければ、結果的に歯を長持ちさせることにもつながります。

もちろん、弱い歯があるなら気づかったほうが安心なので、心配な人はやわらかいグミを噛むことからはじめてみてください。

くれぐれもいきなりかたいグミを選ぶのではなく、無理せず少しずつトレーニングを重ねていくことが大切です。

ゆっくり動かしていくことで、顔のゆがみや筋肉のバランスも整っていきます。

◎「噛む力」があごの骨をつくり変える

「噛む力」そのものが、あごの骨をつくり変えることもあきらかになっています。

マウスによる実験ですが、東京医科歯科大学大学院と京都大学ウイルス・再生医科学研究所の共同研究によると、強く噛むことが骨細胞を活性化させ、骨の形成をうながし、「噛む力」に耐えられるようにあごの骨の形が最適化されることがわかりました。

これまで、「噛む力」とあごの骨のかたちに関連性があることは知られていましたが、この研究結果によって、噛むことの刺激や噛むトレーニングによって、あごの成長を適切に誘導できる可能性が出てきたのです。

「かみかみリズム体操」によって、結果的に口まわりや表情筋が鍛えられて肌の若々しさを保つことができますが、若い人にとって**しっかり噛むことは、丈夫な骨をつくっていくことができると考えることもできます。**

実際に、骨密度の違いによってシワやたるみなど肌の状態は影響を受けますから、しっかりしたかたい骨の上に表情筋がのっていれば、将来的に老け顔の予防につながります。

後々のエイジングの観点からも、噛むことはとても大切だといえるでしょう。

ただ、これまで述べてきたように、いまは10代や20代でも、「噛む力」が未発達の

顔の骨の骨密度が減るのも
老け側の原因のひとつ

高齢になると、骨密度も減りがち。それがシワやたるみの原因に

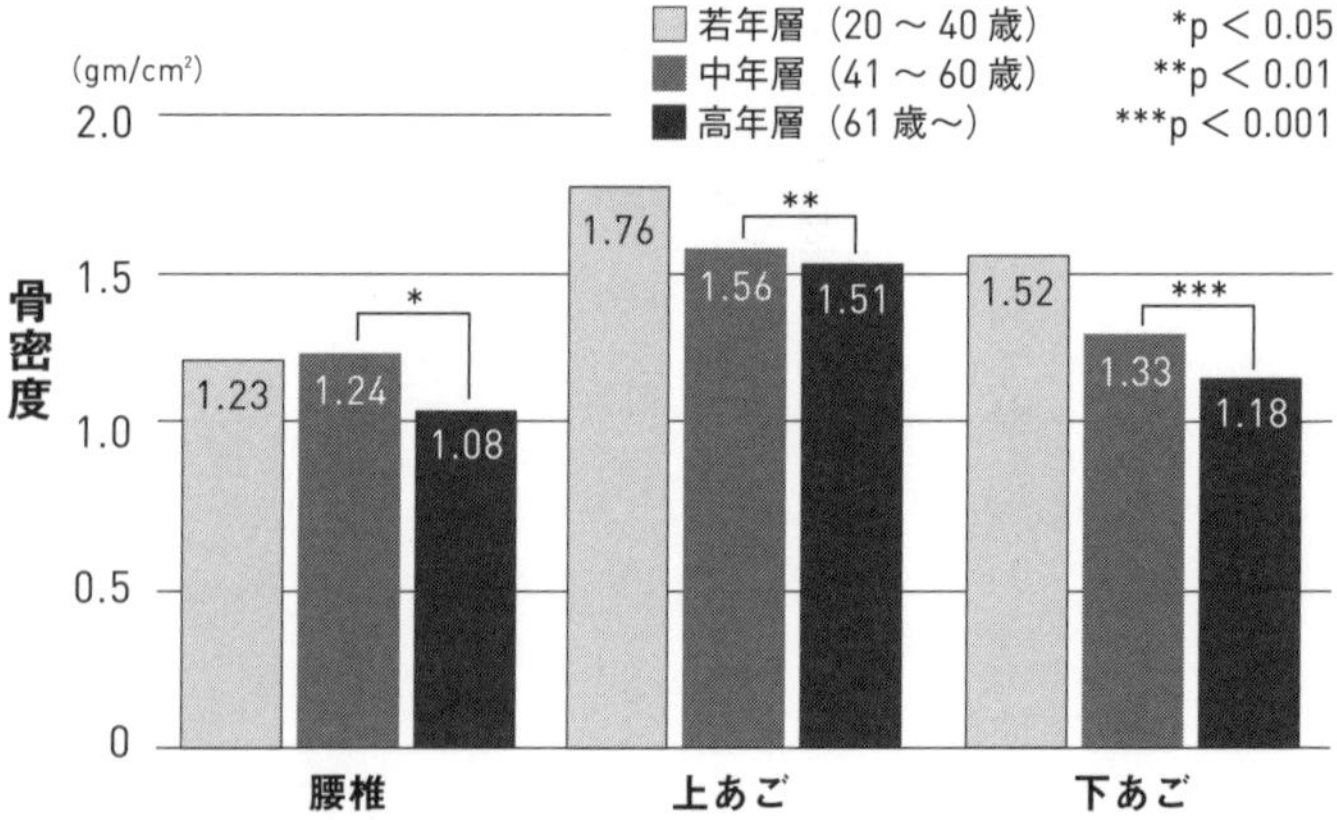

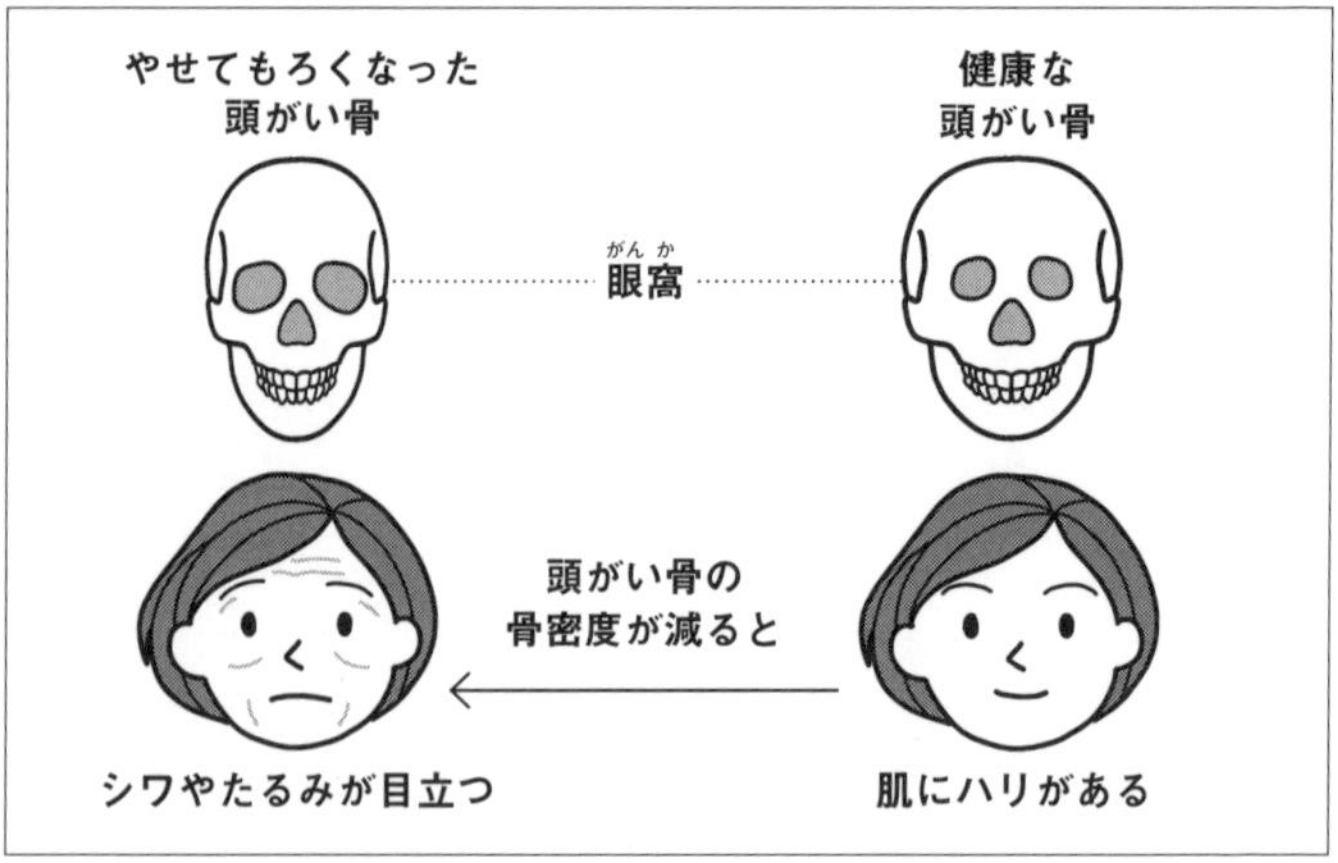

出　典：haw et al , Facial Bone Density:Effects of Aging and Impact on Facial Rejuvenation., Aesthetic Surgery Journal 32(8):937-942. より作成

傾向があり、将来的に骨密度が低くなりやすい状態ともいえます。

さらに、女性のなかには、噛むことでエラ（左右の頬からあごにかけての部分）が張るのではないかと心配する人が結構多く、わたしが知るなかにも、娘のエラが張らないようにと、子どもの頃から、むしろあまり噛ませないように気をつけている親御さんもいるほどです。


ですが、わたしは本来、**健康と美容は表裏一体であり、健康だから美しくなり、美しい人は若々しい人**だと考えています。

実際に、あごのかたちや大きさの不調和、歯並びや噛み合わせの異常などは、食べ物の摂取や発音など口腔機能の異常につながり、健康を損ないます。

そして、そうした体の不調が、若々しさや、肌のハリやうるおいなどにも影響すると考えています。

◎しっかり噛めば子どものガタガタ歯も予防

歯並びや噛み合わせの異常は、専門的には「叢生《そうせい》」といい、乱ぐい歯ともいわれます。

歯の大きさと、あごの大きさとのあいだにアンバランスがあり、歯がきれいに並びきらずに、部分的に重なってしまう状態を指します。要するに、見かけがガタガタした歯のことです。


なぜそんなガタガタした歯になるのかというと、あごが成長しないことで、歯が並びきらなくなってしまうからです。

では、どうしてあごが広がらないのか？　それには、前述したように、食生活の変化が絡んでいるとも考えられます。

つまり、**小さい頃にあまり噛まなくてもすむ食事をずっと摂っていたために、あごが退化してしまう**わけです。

このとき、あごが小さくても、生えてくる歯が小さければきれいに並びますが、歯は代々受け継いできた大きさのまま遺伝子にプログラムされているため、結果的に出てきた歯がガタガタと並んでしまうわけです。

日本人は、この「叢生」が増えているといわれており、歯並びを整えるためには抜歯をしなければならないという患者さんがとても多いです。


そこで、**子どもの歯並びをなるべくよくしたいときは、やはり食べ物をたくさん、しっかりと噛ませることがいい**でしょう。

それこそ、グミを使った「かみかみリズム体操」は、噛みごたえを楽しみながら口を鍛えられるので、子どもにとってもいいトレーニングになります。

「噛む力」を鍛えてあげると、ある程度あごが広がって成長しますから、仮に、将来的に矯正が必要になったとしても、さほど大幅な矯正をしなくても大丈夫な状態になります。

あごの成長発育は、小さい頃にほぼ決まってしまうので、お子さんの口を見て、ちょっとしたサインを見逃さないでほしいと思います。

かくいうわたしも、かつて永久歯が生えてくる時期に、ガタガタになっていたことがあります。そこで、親が矯正を考え、近所のおじいさんの先生のところへ連れて行くと、先生から「そんなの割り箸を噛んでおけばいいよ」といわれたのです。

いかにもむかし風の治療のようですが、その先生のいうとおりに、ガタガタした歯が揃うよう意識して割り箸を噛む練習をずっとしていたところ、本当に歯並びがきれいに整っていき、矯正をせずにすんだということがありました。

わたしはその先生のことが大好きだったので、歯並びがよくなるよといわれると、「がんばってやろう！」と思い、毎日鏡を見て割り箸を噛んでいました。

いま思えば、あれがわたしにとっての口を鍛える体操だったのでしょう。

同じように、子どもには、自分の口について興味を持ち、自分の口を自分で楽しく育てさせるような環境をつくれたらいいですよね。

グミを食べるにしても、**おいしいからだけでなく、「これでお口がかっこよく、きれいになるんだよ」というように動機づけができれば理想的**です。

そうして育った子どもは、大人になっても、自分の口や体に対して自然と意識が向くようになり、自分の力で、心身の健康を維持しやすくなるのだと思います。

◎子どもの歯の矯正には適切な時期がある

ちなみに、「叢生」になると、矯正の治療をすることになりますが、**子どもの成長過程によって、それぞれ適切な矯正の時期があります。**

たとえば、3歳児健診などで噛み合わせがおかしいといわれたら、まず生活習慣をチェックし直さなければいけません。

この頃から、永久歯がすべて生え揃う13歳頃までが矯正するポイントとなり、それぞれ適切な時期に歯科医に相談することが必要です。

どのタイミングで相談に行けばいいか、目安を載せておきます。

◆3歳児健診、学校健診など
健診で不正咬合を指摘された

◆6～7歳頃
前歯が永久歯に生え変わったが、受け口（反対咬合）になっている
歯科医院でレントゲンを撮ったとき、永久歯が足りない（先天欠損がある）と指摘された

◆小学生
指しゃぶりのくせが抜けない

◆9～10歳頃
糸切り歯（犬歯）が生えるスペースがない

◆13歳頃
永久歯にすべて生え変わったが、歯並びが整っていない

◎きちんと噛めば、食事のおいしさがアップする

食べ物を「噛む力」が弱かったり、あまり噛めていなかったりする人は、食べ物のうまみを味わう能力も低下していくと考えられています。

当然ですが、食べ物は噛んで、唾液とともにすりつぶし、舌もしっかりと使うからこそ、うまみ成分を感じることができます。

ですが、歯周病などによって歯の本数が減るとこの作業ができなくなるため、食べ物の本来の味を感じづらくなり、食事がおいしくなくなってしまうのです。

そこで、いつまでも食べ物をおいしく食べるためには、歯の本数を維持するのはも

歯の本数で食事のおいしさが変わる

歯が少ないということは、それだけ噛めなくなるということ。「噛む力」が衰えるとそれだけおいしさも変わることが想像できます。

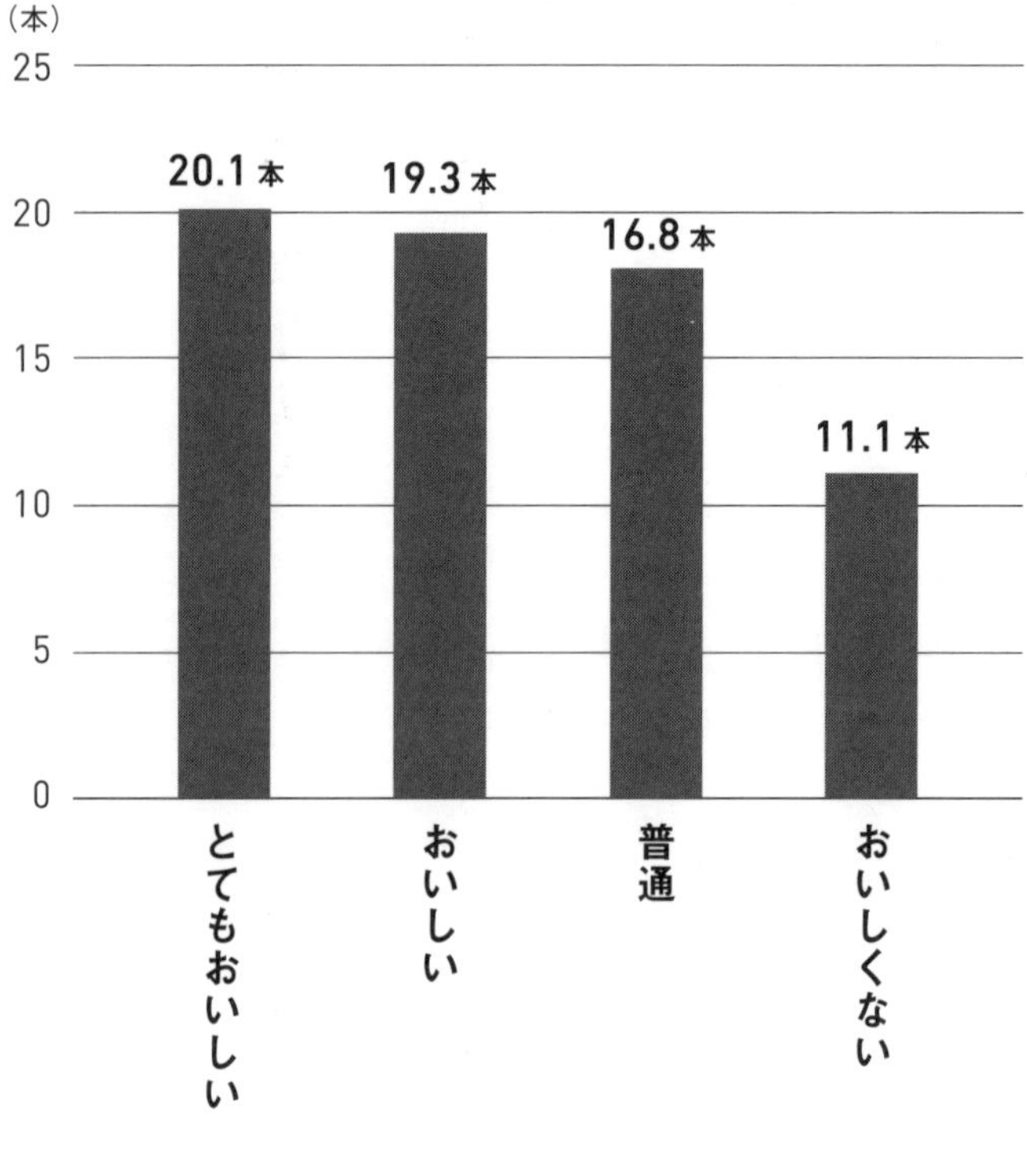

調査人数1518人（55～75歳）

「食の満足度および歯科保健行動と現在歯数の関連について」8020推進財団　指定研究事業報告2007より引用

ちろんのこと、たとえ歯が少なくても、入れ歯であっても、しっかりと回数をかけて噛むことが大事になります。

食べ物というものは、**噛めば噛むほど味が広がり、それが満足感につながるため、精神的にもいい影響を与えます。**

思えば、わたしは子ども時代を田舎で過ごしたためか、保育園でのおやつがキャベツの千切りだったのをよく覚えています。スライスして細かくしたキャベツに、ただマヨネーズとしょうゆを一滴垂らして食べるだけ。

それでも、とてもまろやかなおいしい味だったので、わたしはそのキャベツのおやつが大好きでした。

シャキシャキした食感も楽しめるし、そもそも生の野菜なのでよく噛まなければ食べられません。

あのシンプルなおやつで、わたしの「4つの口の力」はかなり鍛えられたと思います。

このように、生のキャベツでも噛めば噛むだけ甘くなり、味の深みを知ったり、みずみずしさを感じられたり、食感を楽しめたりするので、結果としても楽しく食事ができます。

もちろん、肉が好きな人は砂肝でもいいし、野菜たっぷりのカレーでもいいでしょう。食べるときは、食べ物が持つうまみとともに、食感も含めて楽しみを感じられることがとても大事だと思います。

そんなことが、みなさんの生活満足度につながっていくはずです。

◎ふだんの「食べ方」が全身の健康を左右する

「4つの口の力」を、日常生活のなかでアップさせるいい習慣として、いつもの食事メニューをひと工夫することが考えられます。

工夫といっても、たいしたことをするわけではありません。

たとえば、そばやラーメンを食べるなら、そのままずるずるとかき込むのではなく、ネギやメンマといった、**しっかり噛まないと食べられないようなトッピングを入れる**ようにする。

ごはんもときには炊き込みごはんにして、こんにゃくやごぼうを入れてみたり、カレーに入れるニンジンやジャガイモなど、**野菜を大きめにカット**して子どもに食べさせたりするのもいいと思います。

このように、ふだんの生活のなかでほんの少し、噛むことや口の健康を意識するだけで、いつもより数回でも多く口を動かせます。

そんな地道な積み重ねによって、無理なく口を鍛えることができるはずです。

ちなみに、嚥下障害などで食べ物をうまく飲み込むことができない患者さんに、とろみをつけることがあります。

東京医科歯科大学大学院医歯学総合研究科歯周病分野の片桐《かたぎり》さやか准教授、同大学摂食嚥下リハビリテーション学分野の戸原玄《とはらはるか》教授、中川量晴《なかがわかずはる》准教授らのグループは、同大学認知神経生物学分野、東京慈恵会医科大学総合医科学研究センターとの共同研究で、誤嚥防止に用いられているキサンタンガム系とろみ調整食品が、食後血糖の上昇を抑制することをあきらかにしました。

また、長期にわたる摂取によって、回腸の糖・脂質代謝関連遺伝子発現量や、腸内細菌叢を変化させることもわかっています。

つまり、キサンタンガム系とろみ調整食品の摂取は、糖・脂質代謝を改善する可能性があり、血糖値を気にしているような人は、ふつうに食べるよりも、とろみをつけたほうが健康にいいことがあきらかになったのです。

ここでお伝えしたいのは、このように最近では食べ物の栄養素だけに注目するのではなく、**「食べ物のかたち」をはじめ、噛む・飲み込むといった「食べること」と、全身の健康との関連についての興味深い研究がどんどん進んでいる**ということです。

◎朝昼夕のメニューに「ひと噛み」を加えよう

毎日の食生活で無理なく口を鍛えるために、簡単に3食のイメージを紹介します。

特定の食べ物をすすめるものではなく、**ポイントは、ふだんの食事に、「しっかり噛まなければ食べられないもの」を加える**ことです。

◆朝

朝食に、和食なら卵かけごはんや、納豆ごはんを食べる人も多いと思います。これらのごはんをずるずると食べるのは、とてもおいしくて栄養もありますが、口をしっかり動かすかというと、すすって飲み込んでしまっているだけの場合もあります。

そんなときは、塩分を加えるときにしょうゆを垂らすのではなく、塩昆布にしてみると、ひと噛みする工夫ができます。

もちろん、刻んだたくあんなどを添えるだけでも構いません。

洋食なら、わたしは野菜サラダに、必ずクルトンやナッツを砕いて加えるようにしています。

先に述べたように、キャベツや野菜の千切りでもいいのですが、さらに噛みごたえのある食材をプラスするわけですね。

かたくて細かいものが不安な人は、海藻サラダでも構いません。海藻は種類によってそれぞれ噛みごたえが異なるので、食べるだけで自然としっかり口を使うことができます。

このように、ふだんの食べ物を振り返って、「あまり噛んでいないかな?」というものがあれば、「噛まなければいけないもの」をあえてトッピングすると、手軽に食のバリエーションを増やすことができます。

◆昼

昼食は、いろいろな食材が楽しめる和定食のような食事が理想的ですが、ほかのどんなメニューでも、みそ汁(汁物)をつければ具材で工夫することができます。

ネギを入れてもいいし、わたしはよく大きめのワカメを、ハサミで切って入れています。

このとき、ワカメをやわらかくしすぎると、あまり噛まずにすんでしまうので、コリコリした弾力が残る程度に、さっとゆでたものを入れるようにしています。

具材が豊かな豚汁にしてもいいでしょう。そうしたひと手間をかけることで、「噛む力」はおのずと鍛えられていきます。

◆夕

夕食は、洋風メニューのときでも簡単に工夫することができます。

たとえば、子どもが大好きな**やわらかいハンバーグなら、ソースをエリンギやまいたけを使ったきのこソースに変えてみるといいでしょう。**

きのこ類は健康にいいのはもちろんのこと、しっかり噛まなければ飲み込めないので、わたしもよく活用しています。

また、ハンバーグなどは、なかにれんこんなどかための食材を混ぜる工夫もできます。

人間は、食感が数種類混ざっているものを食べると、噛むときに自然と口の力をコントロールし工夫しながら食べます。

そこで、ひとつの料理に、いろいろな食感を混ぜるのがポイントです。

ピラフならグリンピースを入れるのもいいし、みそ汁をつけるならけんちん汁にしてもいいですよね。ごぼう、大根、ニンジン、こんにゃくと、ひとつの料理でかなり口を動かすことができます。


ほかにも、「噛む力」をつける食材はいろいろあります。

食品を噛みやすさによって分類した「山本の咬度表」なども参考に、自分がやわらかいものばかりを食べていないかをチェックしながら、いつもの食事にひと工夫をしてみてください。

噛みやすい食材と噛みにくい食材

数値が上がるほど噛みにくい食材です。ただ、「噛む力」をつけたいからといって、数値の高いものをいきなり食べるのではなく、段階を上げて徐々にかたいものを食べていくことが大切です。

6	雑煮の餅／ピーナッツ／かた焼きせんべい 古たくあん
5	とり貝／サラミ／ステーキ／フランスパン スルメイカ／おこし／貝柱のひもの らっきょう／くらげの酢の物／なまこ／酢だこ
4	おこわ／ビスケット／かまぼこ／ちくわ こんにゃく／ハム／ソーセージ／いかの刺身
3	ごはん／はんぺん／うなぎのかば焼き まぐろの刺身
2	おかゆ／プリン／とうふ
1	スープ

「山本の咬度表（山本式総義歯咀嚼能率判定表）」を改変引用

◎「ひと噛み」の積み重ねが、健康な未来をつくる

年齢を重ねても楽しみながら食事ができていると、栄養面はもとより、生活の満足度も上がり、おのずと心身ともに健康になっていきます。

よく100歳近くになっても、「毎日お肉を食べて健康です」などという人がいますが、自分の口でおいしく食べられることは、きっと長寿とも関係があるのでしょう。

「8020運動」があります。これは、食べ物を噛んですりつぶすときに必要な歯の本数が最低20本とされることから、80歳で20本の歯を残すことを目指し、日本歯科医師会が提唱している運動です。

じつはいま、千葉県歯科医師会が「8029（ハチマル肉）運動」というものを提唱しています。これは文字どおり、80歳になっても肉（たんぱく質）を食べて元気な高齢者を増やしていこうという取り組みです。

ここからいえるのは、**「歯を残しさえすればいい」という考え方から、「いつまでも肉を食べられる健康な口にしよう」という流れができはじめている**という事実です。

たしかに、いくら80歳で20本の歯が残っていても、歯ぐきがいたんでいたり、歯周病になっていたり、「舌の力」が弱まっていたりしたなら、肉を食べられません。

むしろ、**歯が多少抜け落ちても、「4つの口の力」がしっかりしていれば、「噛む」「すりつぶす」「飲み込む」ことはできるし、唾液がたっぷりと分泌されて、ムセたり、食べ物を詰まらせたりすることもありません。**

食べ物をしっかり噛んですりつぶせるからこそ、消化器にも余計な負担を与えません。その結果、**年齢を重ねても「疲れにくい体」をつくることができる**のです。

高齢者だけでなく、子どもや若い世代でも同じです。

いまは子どもが肉を噛み切ろうとしても、すぐに口が疲れてしまうので、たとえば焼肉屋に行っても、ハンバーグのようなやわらかいものが人気で、コリコリした牛タンはおろか、カルビのような肉でも、かたさに変化があるものは食べないことも増えていると聞きます。

もちろん、一概にやわらかい食べ物を批判しているわけではなく、それぞれの生活と、健康とのバランスを考え、いいあんばいを見つけていければいいと思います。

人間は、自分の力で噛めてはじめて、健康を維持できる生き物といえます。

しっかり「口を使える」ことは、あなたが健康で長く生きることにつながっています。

ここまで述べたひと工夫は、決して手がかかるイメージのものではなく、ふだんの生活に「ひと噛み」をプラスするだけで、生活全体の質を上げていくことができます。

もちろん、「かみかみリズム体操」や「毒出しうがい」も、そうした工夫のひとつです。

無理をせずにできるからこそ、毎日続けることができます。

そして、そんな**「ひと噛み」の積み重ねが、明日のあなたをつくっていく**のでしょう。

◎おわりに

本書をお読みいただきありがとうございました。

いつまでも健康で、楽しく満足して人生を過ごすためには、「口の力」を強くしておくことが欠かせないという理屈が、おわかりになったと思います。

わたしは、「口は生命の源」だと考えています。

わたしたちが生きていく上で欠かせない水、食べ物は口から入ってきます。そのため、口が健康でなければ、十分な栄養とエネルギーを得ることができません。

また、人間らしい笑顔やコミュニケーションの面でも、口がはたす役割は重要です。口の力が弱まると、言葉を話しづらくなったり、顔かたちのバランスが崩れていったりします。

すると、人前に出る自信がなくなり、ますます内にこもるようになってしまいます。

口は体だけでなく、心の健康にも大きくかかわっているのです。

口を大切にするというと、ただ「歯をみがけばいい」と思いがちですが、必要なのはそれだけではありません。

本書でお伝えしたのは、口全体をうまく使わなければ、その一部である歯も健康な状態を保てないということです。

歯をきれいにしておくのはもちろんのこと、「噛む力」「舌の力」「唾液量」「飲み込む力」という、「4つの口の力」を総合的に鍛えていくことが大切なのです。

そのため本書では、誰でも簡単に、毎日続けられる「かみかみリズム体操」を提案しました。グミを使ったこの体操を続けるだけで、「4つの口の力」を、無理なく鍛えることができるようになっています。

そもそもわたしが、口全体としての機能に注目するようになったのは、医師になりはじめた頃より、口腔がんという重い病気を抱える患者さんと日々過ごしてきたからです。たとえ歯があっても、食べ物を噛み切れなかったり、飲み込めなかったりする人たちと一緒にリハビリを行っていると、あたりまえの生活が、どれほど幸せなことかと思い知らされます。

逆にいうと、「4つの口の力」がしっかりしていれば、たとえ加齢によって歯が抜け落ちたとしても、口の健康を維持することができます。

そして、病気を予防することもできます。

よく、「歯をみがいているのにむし歯になる」という人がいますが、もしかしたらそれは、歯みがきなどの問題ではなく、「口がうまく使えていない」ことが原因で、むし歯や歯周病になっているのかもしれません。

人間は自分の力で食べ物を噛むことで、はじめて健康を維持できます。

しっかり「口を使える」ことは、あなたが健康で末永く生きる未来に、直接つながっているのです。

今日から、一緒に口を強くしていきましょう。

そして、いつまでも笑顔で食事ができる毎日を、ぜひつくっていってください。

歯学博士　照山裕子

食事でムセる かみ切れない 口臭が気になる人のための
口の強化書

発行日 2023年6月9日 第1刷

著者 照山裕子
監修 來村昌紀

本書プロジェクトチーム
編集統括 柿内尚文
編集担当 中村悟志、入江翔子
編集協力 岩川悟（合同会社スリップストリーム）、辻本圭介、
名雲康晃、大久保欣一
デザイン 岩永香穂（MOAI）
図版デザイン 菊池崇＋櫻井淳志（ドットスタジオ）
カバー・本文イラスト 石玉サコ
DTP ユニオンワークス
校正 中山祐子

営業統括 丸山敏生
営業推進 増尾友裕、綱脇愛、桐山敦子、相澤いづみ、寺内未来子
販売促進 池田孝一郎、石井耕平、熊切絵理、菊山清佳、山口瑞穂、
吉村寿美子、矢橋寛子、遠藤真知子、森田真紀、氏家和佳子
プロモーション 山田美恵、山口朋枝
講演・マネジメント事業 斎藤和佳、志水公美

編集 小林英史、栗田亘、村上芳子、大住兼正、菊地貴広、山田吉之、
大西志帆、福田麻衣
メディア開発 池田剛、中山景、長野太介
管理部 早坂裕子、生越こずえ、本間美咲、金井昭彦
マネジメント 坂下毅
発行人 高橋克佳

発行所 株式会社アスコム

〒105-0003
東京都港区西新橋2-23-1 3東洋海事ビル
編集局 TEL：03-5425-6627
営業局 TEL：03-5425-6626 FAX：03-5425-6770

印刷・製本 株式会社光邦

© Yuko Teruyama 株式会社アスコム
Printed in Japan ISBN 978-4-7762-1260-7

本書は著作権上の保護を受けています。本書の一部あるいは全部について、
株式会社アスコムから文書による許諾を得ずに、いかなる方法によっても
無断で複写することは禁じられています。

落丁本、乱丁本は、お手数ですが小社営業局までお送りください。
送料小社負担によりおとりかえいたします。定価はカバーに表示しています。